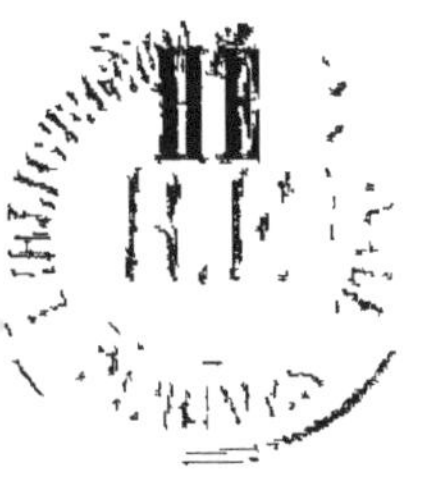

OLOGIE ET CYTOLOGIE

CLINIQUES

GUIDE PRATIQUE D'HISTOLOGIE
Normale et Pathologique
Technique et diagnostic

par les docteurs L. ALQUIER et E. LEFAS.

Préface par V. CORNIL.

1902, 1 vol. in-8, 423 pages avec 151 figures noires et coloriées. 12 fr.

ANDRÉ (J.). — Guide pratique d'Urologie clinique. 1904, in-18, 238 p. avec figures intercalées dans le texte. 3 fr.

BESSON. — Technique microbiologique et sérothérapique (microbes pathogènes de l'homme et des animaux). 1904, 1 vol. in-8 de 686 pages avec 286 figures noires et coloriées.

BROQUIN (L.). — Tableaux synoptiques pour les analyses médicales : Sang, suc gastrique, calculs biliaires. 1903, in-16 avec 6 figures, cartonné. .... 1 fr. 50

CLAUDE (H.) et BALTHAZARD (V.). — La Cryoscopie des Urines. Applications à l'étude des affections du cœur et des reins. 1901, 1 vol. in-16 de 95 pages avec 21 tracés, cart. (*Actualités médicales*)................. 1 fr. 50

DUVAL (Mathias). — La Technique microscopique et histologique. 1 vol. in-16 de 316 pages, avec 48 figures. 3 fr. 50

LABBÉ (MARCEL). — Le Sang (Physiologie générale). 1902, 1 vol. in-16 de 96 pages, avec figures, cart. (*Actualités médicales*)................................. 1 fr. 50

LEFERT (P.). — Aide-mémoire d'Histologie. 1897, 1 vol. in-18, 317 pages, avec 64 figures, cartonné..... 3 fr.

MACÉ (E.). — Traité pratique de Bactériologie, 5e édition, mise au courant des travaux de la science. 1904, 1 vol. gr. in-8 de 1295 pages, avec 361 figures noires et coloriées, cart...................................... 25 fr.

— Atlas de Microbiologie, 1898, 1 vol. gr. in-8, de 60 planches coloriées (8 couleurs), cartonné... 32 fr.

MARTZ. — Guide pratique pour les Analyses de Chimie physiologique. 1899, 1 vol. in-18 de 264 pages, avec 52 figures, cart...................................... 3 fr.

MERCIER (G.). — Guide pratique pour l'Analyse des Urines. 4e édition avec 5 planches imprimées en couleurs et 49 figures intercalées dans le texte............. 4 fr.

SOBOTTA. — Atlas-Manuel d'Histologie et d'Anatomie microscopique, par le Professeur J. SOBOTTA. Édition française par le Dr PAUL MULON. 1903, 1 vol. in-16 de 160 p., avec 80 planches coloriées et 68 fig., relié maroquin, tête dorée .... 20 fr.

10101-03. — CORBEIL. Imprimerie ÉD. CRÉTÉ.

HÉMATOLOGIE ET CYTOLOGIE
CLINIQUES

PAR

le Docteur E. LEFAS

ANCIEN INTERNE DES HÔPITAUX DE PARIS
PRÉPARATEUR A LA FACULTÉ DE MÉDECINE

PRÉFACE

PAR P.-E. LAUNOIS

Professeur agrégé à la Faculté de Médecine
Médecin des hôpitaux de Paris

Avec 5 planches imprimées en couleurs
et figures intercalées dans le texte

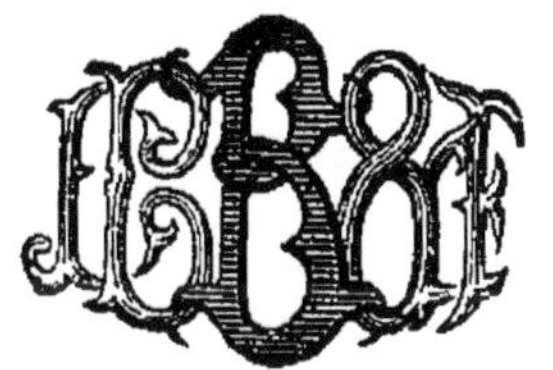

PARIS

LIBRAIRIE J.-B. BAILLIÈRE ET FILS

19, rue Hautefeuille, près du boulevard Saint-Germain

1904

PRÉFACE

Les applications de l'histologie à la clinique deviennent de plus en plus nombreuses ; aucun médecin ne doit aujourd'hui ignorer le maniement du microscope, qui souvent lui permet d'éclairer ou de parfaire son diagnostic. Les notions les plus importantes, comme aussi les plus faciles à acquérir, sont basées sur l'étude cytologique du sang et des humeurs, à l'état normal et à l'état pathologique.

En France, Hayem, Malassez avaient, dès 1875, entrepris une série de recherches sur l'hématologie et insisté sur les modifications diverses et les variations multiples que présentent les globules rouges et les globules blancs dans les maladies aiguës et chroniques. La voie qu'ils avaient tracée demeura toutefois peu fréquentée et il fallut qu'une nouvelle impulsion fût donnée, en Allemagne, par Ehrlich et ses élèves pour qu'on se mît, chez nous, sérieusement à l'œuvre. Il est vrai que nos conceptions sur les infections avaient été bouleversées par la doctrine pastorienne et que le rôle biologique du leucocyte, entrevu par Cohnheim et par Ranvier, avait été, en grande partie, élucidé par Metchnikoff. Il est vrai aussi que, grâce à un outillage plus perfectionné, la technique s'était simplifiée, en même temps que s'enrichissait la palette des réactifs colorants facilement utilisables.

Le *Manuel pratique*, dont M. Lefas me demande d'être le parrain, se recommande par deux qualités, que le lecteur aura bientôt appréciées : la clarté et la précision. Ordonné avec méthode, il comprend plusieurs parties.

La première est consacrée à la description des instruments et des différents procédés de technique qui permettent d'étudier les éléments figurés du sang et d'apprécier leurs caractères morphologiques comme aussi leur valeur fonctionnelle. Les divers procédés de fixation, de coloration actuellement utilisés, les plus anciens comme les plus récents, sont exposés avec méthode, et les résultats qu'on doit en obtenir sont nettement indiqués.

Dans un exposé alphabétique, facile à consulter, se trouve résumée l'étude du sang dans chaque maladie aiguë ou chronique ; elle porte aussi bien sur les hématies et leur teneur en hémoglobine que sur les leucocytes et leurs variations. C'est dire que le problème des leucocythémies et des leuco-cytoses se trouve traité avec tout le soin qu'il comporte.

Le microscope permet de faire l'étude des parasites divers du sang et fournit de multiples indications, aussi bien au point de vue du diagnostic que du pronostic, chaque fois que le milieu sanguin est envahi par des agents pathogènes, qu'il s'agisse de ceux du charbon ou de ceux de la malaria, de la fièvre récurrente, de la trypanosomiase ou de la piroplasmose. La description des divers parasites et la technique de la séro-réaction de Widal sont renfermées dans la partie précédente.

.La dernière comprend la *description cytologique des différents liquides normaux* (liquide céphalo-rachidien, urine) ou *pathologiques* (sérosités pleurale, péritonéale, etc), que la pratique de la centrifugation a singulièrement facilitée.

Toutes les notions indispensables à l'étudiant et au médecin, désireux de faire l'étude du sang et des humeurs, se trouvent condensées dans ce petit livre, d'un format commode, enrichi de figures, de planches et d'indications bibliographiques. Il sera toujours consulté avec grand profit et son succès me paraît certain.

P.-E. LAUNOIS,
Professeur agrégé à la Faculté,
Médecin de l'hôpital Tenon.

Juin 1904.

Ce volume répond dans notre esprit à un guide ou à un *vade-mecum* d'hématologie et de cytologie adapté aux besoins de la clinique.

Nous nous sommes dégagé entièrement de toute idée dogmatique sur la nature ou la genèse des éléments du sang ; nous avons de plus omis volontairement, en ce qui concerne la technique, toutes les méthodes et tous les procédés d'un intérêt purement historique, pour ne nous en tenir qu'à ceux qui ont fait leurs preuves et à l'aide desquels on peut obtenir des constatations sérieuses et précises.

Les indications bibliographiques que nous donnons ne concernent que les travaux les plus récents et de quelque étendue sur la question, ou encore ceux qui résument les travaux antérieurs.

Nous avons développé aussi clairement et succinctement que possible les procédés de recherches et les caractères des parasites divers que l'on peut rencontrer dans le sang et dans les sérosités ou épanchements organiques.

Emmanuel Lefas.

Mai 1904.

HÉMATOLOGIE ET CYTOLOGIE

CLINIQUES

PREMIÈRE PARTIE

HÉMATOLOGIE

I. — TECHNIQUE

Prise du sang. — La prise de sang se fait de préférence au doigt ou au lobule de l'oreille ; on conseille chez les jeunes enfants la pulpe du gros orteil.

En ce qui concerne le doigt, on choisit l'index, le médium ou l'annulaire ; on se sert d'une épingle ordinaire, d'une épingle d'acier, d'une aiguille de seringue de Pravaz, d'une lancette à saignée ou à vaccine ou, mieux encore, de la lancette spéciale à déclic de Bensaude (Collin). Il ne faut pas flamber ces instruments, mais les stériliser à la chaleur sèche, à l'ébullition, ou par un nettoyage soigneux au chloroforme ou, mieux, à l'eau phéniquée ou à l'alcool fort.

Dans les cas de syphilis ou de paludisme, de leucémie, de variole, de charbon, etc., on devra apporter le plus grand soin à la stérilisation de l'instrument et, dans ces cas, se servir de préférence d'une épingle d'acier que l'on détruira ensuite.

Il convient d'avoir soin de préparer d'avance tout ce qui est nécessaire : hématimètre, hémoglobini-mètre, lames pour les préparations de sang sec, cellule à rigole si l'on désire étudier certains parasites ou encore le réticulum fibrineux, etc.

Ne pas laver la région que l'on veut piquer ; cependant, il va sans dire que, si la région est malpropre ou particulièrement squameuse, il est nécessaire de la nettoyer à l'eau savonneuse avec la brosse : on essuiera ensuite et l'on attendra la dessiccation complète.

S'il existe de la sueur, nettoyer rapidement avec de l'alcool fort et essuyer avec soin.

La piqûre sera faite alors d'un coup sec porté, s'il s'agit d'un doigt, un peu en arrière de la matrice de l'ongle ou encore sur la face latérale, au niveau de l'articulation de la dernière phalange.

La piqûre faite, essuyer la première goutte : la seconde servira pour la numération ou l'examen à l'état frais ; presser au besoin légèrement le doigt pour recueillir d'autres gouttes nécessaires soit pour les préparations sèches, soit pour le dosage de l'hémoglobine, mais ne pas insister si le sang sort difficilement : dans ce cas, pratiquer plutôt d'autres piqûres.

Pour la technique du remplissage des pipettes, des

compte-globules ou des hémochromomètres, la technique de l'examen de la fibrine, des parasites, nous renvoyons à la table, qui indiquera les points où sont traitées ces diverses matières.

Étalement du sang sur lames. — Korninovitch a recommandé le procédé suivant, théorique, et dont nous n'avons pas l'expérience : un pinceau fin bien propre est trempé dans la solution suivante :

Acide osmique........................	1 gr.
Chlorure de sodium..................	0^{gr},60
Eau distillée.........................	100 cc.

Enlever le trop-plein du pinceau en le serrant légèrement entre deux doigts. Passer ce pinceau humide sur la goutte de sang et balayer les lames ensuite. Sécher à l'air libre. Le sang est étalé et fixé à la fois. Laver à l'eau avant de colorer.

On se sert de lamelles ou, mieux, de lames : les lamelles seront de simples couvre-objets n'excédant pas en épaisseur 1/10e de millimètre, flexibles, dégraissés par un lavage à l'alcool à 90° ou à l'éther sulfurique et essuyés encore humides avec un linge fin non filamenteux ou une fine peau de chamois. Les lames seront de simples lames porte-objets préparées de la même façon.

Si l'on se sert de lamelles, on les saisit dans une pince à mors large et plat garni de liège ; on applique la lame sur la goutte de sang sans toucher la pulpe du doigt ; on retire la lamelle ; on pose une autre

lamelle sur la précédente et l'on fait glisser horizontalement les deux lamelles l'une sur l'autre, dans le
même sens, pour les séparer. On laisse sécher spon-
tanément à l'air.

Si l'on se sert de lames, on applique l'extrémité
d'une de ces dernières sur la goutte de sang, puis, avec
le bord d'une lame *rodée* (Malassez) ou d'un petit agitateur de verre bien calibré (Hayem), on étale la
goutte horizontalement sur la lame, d'un seul coup.
On laisse sécher.

En attendant de se servir de ces lamelles ou
lames, on les place au sec dans une boîte à préparations bien close, ou encore on les enveloppe dans du
papier que l'on cachette ensuite et sur lequel on peut
inscrire les indications nécessaires.

Étude du réticulum fibrineux. — On utilise la

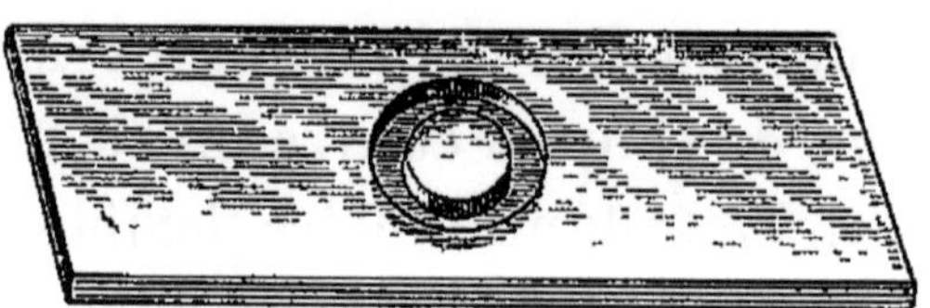

Fig. 1. — Cellule à rigole.

cellule à rigole (fig. 1), consistant en une petite lame
de glace plane légèrement excavée en son centre,
entouré d'une rigole circulaire.

On recueille, à l'aide d'un agitateur ou d'une
pipette, une grosse goutte de sang que l'on dépose au
centre de la cellule circulaire, puis on couvre avec

une lamelle bien plane (lamelle d'hématimètre) ; on
assure l'adhérence des deux verres à l'aide d'un peu
de salive ou, mieux, de vaseline liquide qu'on laisse
tomber sur les côtés de la lamelle ; on laisse reposer
à plat sur une table.

A l'état normal, la coagulation demande dix à
quinze minutes (à 18° C.); on voit alors, en regardant
(obj. 8, ocul. 1), des espaces plasmatiques clairs compris entre des îlots formés de piles de globules rouges
et où se trouvent les fines fibrilles de fibrine qui empri-
sonnent les plaquettes, et quelques globules blancs.

Le réseau fibrineux normal est presque invisible.
A l'état pathologique, il peut varier suivant deux
types (Hayem) :

Le type n° 1 (type normal) laisse voir quelques
rares et fines fibrilles.

Dans le type n° 2 (type phlegmasique franc), il y a
retard dans la coagulation, qui se fait en grosses
fibrilles, un peu réfringentes, nombreuses.

Dans le type n° 3 (type phlegmasique atténué), il y a
aussi retard dans la coagulation, mais celle-ci se fait
en fibrilles nombreuses et fines, ou encore grosses,
mais rares.

Cette étude de la fibrine est intéressante, mais se
fait peu en pratique.

Pour colorer le réticulum, on fait une préparation
de sang pur entre lame et lamelle ordinaires, préparation un peu épaisse. Au bout de quelques heures
on enlève la lamelle et l'on place la lame dans l'eau

distillée. On colore alors au violet de gentiane ou au violet de méthyle 5B en solution aqueuse, quelques instants : eau, alcool absolu, baume (Ranvier).

Numérations globulaires. — LIQUIDES DE NUMÉRATION. — Nous donnerons ici la formule des deux sérums de numération dus à Hayem et qui sont irréprochables ; l'un et l'autre sont également bons, le second convient mieux pour les plaquettes que le premier :

Eau distillée............................	200 cc.
Chlorure de sodium......................	1 gr.
Sulfate de soude........................	5 gr.
Bichlorure de mercure..................	0gr,50

(Filtrer de temps à autre.)

Eau distillée............................	200 cc.
Chlorure de sodium......................	1 gr.
Sulfate de soude........................	5 gr.
Solution iodo-iodurée préparée 24 h. d'avance (iode en excès; iodure de potassium 5 grammes; eau distillée, 500 centimètres cubes)................	3cc,50

(Filtrer de temps à autre.)

Au besoin, si l'on est pressé, on peut utiliser, bien que son emploi ne soit pas à conseiller, la solution de Malassez :

Eau.....................................	100 cc.
Sulfate de soude........................	5 gr.

(Filtrer.)

L'emploi des sérums colorés, imaginé pour faciliter la numération des éléments blancs, n'est pas à conseiller à notre avis ; néanmoins, voici une des meilleures formules :

Eau distillée......................... 100 cc.
Violet de méthyle 5B................. 0^{gr},10

(Filtrer.)

Certains auteurs emploient, pour les leucocytes un sérum dissolvant les hématies (app. de Thoma). En voici deux formules ; la seconde a l'avantage de permettre de distinguer les éléments mononucléés de polynucléaires :

Eau distillée......................... 100 cc.
Acide acétique cristallisable........... 1 gr.
'(Filtrer.)

Sol. aq. à 0^{gr},1 p. 100 d'ac. osmique .. } āā 50 cc.
Sol. aq. à 0^{gr},1 p. 100 d'ac. chromique. }
Ac. acétique cristallisable............. 5 gr.

(Filtrer.) Liquide de Prus.

Si l'on emploie ces sérums dissolvant les hématies, il ne faut pas dépasser 1 p. 100 d'acide acétique ; cependant, dans le liquide de Prus, l'action fixatrice des acides osmique et chromique empêche l'action nocive de la forte dose d'acide acétique employée.

OBJECTIFS A EMPLOYER (nomenclatures Dumaige et Stiassnie).

Appareil de Malassez... .... Obj. 6 (ocul. 2).
Appareil de Thoma........ . .. Obj. 6 (ocul. 2).
Appareil de Hayem........... Obj. 5 (ocul. 1).

Pas d'éclairage Abbé; miroir concave; diaphragme faible (pas de diaphragme pour l'appareil de Hayem).

HÉMATIMÈTRES. — Nous décrirons ceux de Malassez, de Thoma et de Hayem; les deux premiers, le premier surtout, paraissent de beaucoup les meilleurs.

HÉMATIMÈTRE DE MALASSEZ (Dumaige). — Le mélangeur imaginé par M. Potain se compose (fig. 2) d'une pipette effilée, portant à sa partie supérieure une dilatation ampullaire calculée de façon qu'elle soit de contenance équivalente à cent fois, exactement, celle de la portion effilée. Une petite boule en verre a été introduite dans l'ampoule au moment de sa fabrication.

La dilution se fait avec un sérum artificiel quelconque. Pour effectuer le mélange, on aspire dans la pipette. Mélanger la

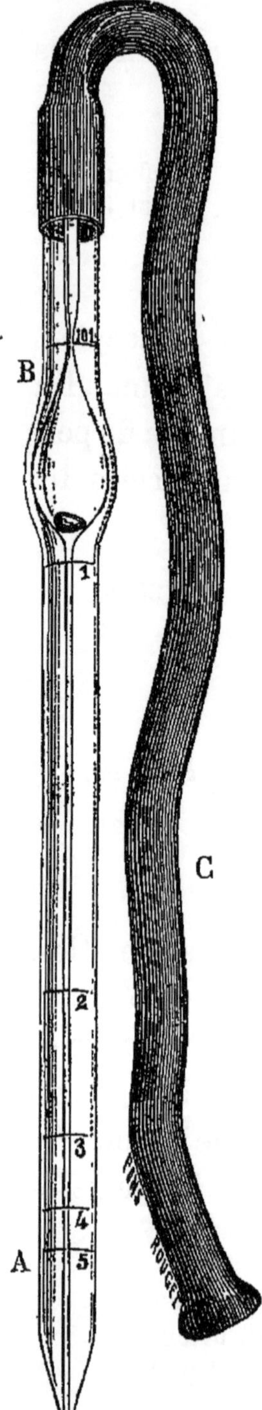

Fig. 2. — Mélangeur Potain. — A, portion effilée de la pipette; B, dilatation ampullaire; C, tube de caoutchouc servant à aspirer.

goutte de sang tirée par piqûre de la pulpe d'un doigt jusqu'à ce que le niveau supérieur affleure au trait 1, par exemple. Puis, plongeant l'extrémité de la pipette dans le sérum, on aspire jusqu'à ce que l'ampoule soit pleine et que le niveau du liquide affleure au trait 101. Il suffit alors d'agiter fortement l'instrument en tous sens pour que les mouvements de la petite boule que contient l'ampoule rendent parfaitement homogène le mélange de sang et de sérum. Puis on expulse, en soufflant légèrement dans le tube de caoutchouc, le liquide que renferme la portion effilée de la pipette, et qui est du sérum non mélangé au sang ; on peut alors déposer la dilution dans la chambre humide graduée, et faire la numération.

La chambre humide graduée se compose (fig. 3) d'une lame métallique porte-objet, au centre de laquelle est encastré un petit disque en cristal à faces rigoureusement planes. Sa face supérieure est divisée en rectangles mesurant 1/4 de millimètre sur 1/5 de millimètre. Tout autour de ce disque se trouvent trois fines pointes qui font une saillie de 1/5 de millimètre de hauteur. En déposant sur ces pointes une lamelle bien plane, on obtient une chambre humide dans laquelle chacun des rectangles correspond à 1/100ᵉ de millimètre cube. Pour faciliter la mise en place de la lamelle, celle-ci est fixée à un petit cadre métallique dit *compresseur*, qui s'abaisse à volonté sur la préparation, en fermant la chambre humide.

1.

La numération se fait de la manière suivante :
on dépose sur la lame une goutte de la dilution,
on recouvre de la lamelle et l'on attend quelques
instants, afin que les globules aient le temps de se
déposer sur le quadrillé. Il suffit alors d'examiner la

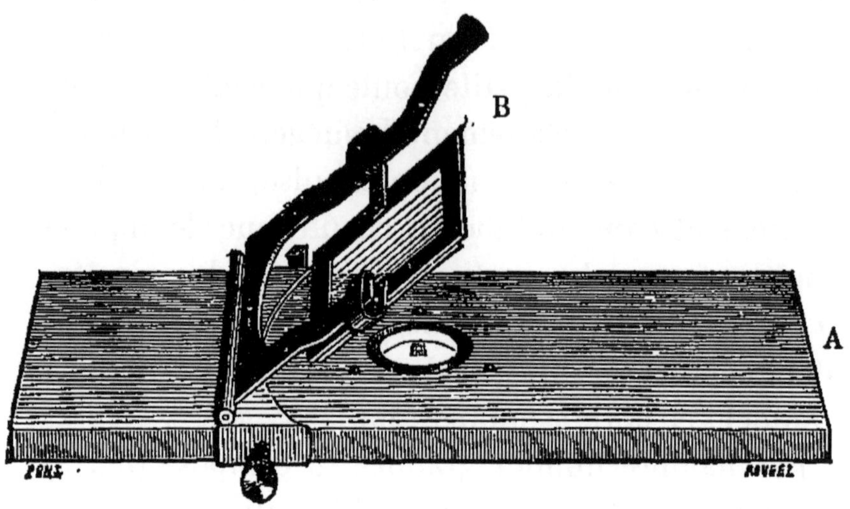

Fig. 3. — A, lame porte-objet avec disque de cristal portant le quadrillé ; B, compresseur porte-lamelle.

préparation à l'aide d'un objectif n° 4 ou 7 pour
pouvoir compter aisément les globules. Pour plus de
facilité, chaque rectangle est lui-même subdivisé en
vingt carrés égaux. Il faut prendre quelques précau-
tions en faisant la numération. Tout d'abord, il ne
faut pas confondre les globules rouges avec les globules blancs (Voy. p. 18).

Il faut également bien faire attention de ne pas
compter deux fois les mêmes globules ; pour cela, on

examine la préparation en suivant un ordre fixe et l'on ne compte, parmi les globules qui sont à cheval sur le quadrillé, que ceux qui sont d'un côté, toujours le même, du carré ; par exemple, on ne compte que ceux qui sont à cheval sur les traits limitant les carrés à gauche et en bas, négligeant ceux qui correspondent aux traits supérieur et droit. Enfin, le sang étant, quoi qu'on fasse, inégalement réparti dans la préparation, il faut compter un certain nombre de carrés et prendre la moyenne. La numération ainsi effectuée, il est facile de calculer le nombre des globules rouges par millimètre cube de sang. On a compté sur $1/100^e$ de millimètre : il faut donc multiplier par 100. Enfin, la dilution examinée étant à 1 p. 100 exactement, il faudra multiplier encore par 100 le chiffre obtenu pour 1 millimètre cube.

Pratiquement, les pipettes des mélangeurs Potain, au lieu de porter les chiffres 1, 2, 3, 4, portent le plus souvent les chiffres 1/4, 1/3, 1/2, 1, ce qui revient au même. En général, on prend du sang jusqu'à 1/4, on remplit à 101 de sérum, etc.

Si l'on compte n petits carrés et que, dans chacun d'eux, on trouve successivement x, y, x, y', ... globules, on aura pour le nombre de globules par millimètre cube :

$$N = \frac{x + y + x' + y' + \ldots \times 10.000}{n \times 4}.$$

Si l'on a pris du sang jusqu'à 1/3,

$$N = \frac{x + y + x' + y' + \ldots \times 10.000}{n \times 3},$$

etc., etc.

S'il s'agit de sang présentant un taux de globules moyen, on prend toujours du sang jusqu'à 1/4. Ce n'est que dans des cas d'anémie extrême ou chez certains animaux (à sang froid, par exemple) que l'on prend à 1/2 ou 1.

On agit de même pour les hématies, les leucocytes, les plaquettes.

Hématimètre de Hayem (Nachet). — Le mélange du sang et du sérum se fait dans une petite éprouvette à l'aide de deux pipettes (fig. 4). On emploie un des deux sérums artificiels de Hayem dont nous avons donné la formule précédemment.

Avec la pipette A on recueille un demi-centimètre cube de sérum, qu'on laisse tomber dans l'éprouvette. Puis, avec la pipette B, on recueille 2 millimètres cubes de sang qu'on mélange ensuite avec le sérum dans l'éprouvette. Pour bien assurer le mélange, Hayem recommande, après avoir chassé tout le sang contenu dans la pipette, de laver celle-ci avec le sérum contenu dans l'éprouvette, en aspirant, puis en soufflant plusieurs fois de suite. Enfin, on assure l'homogénéité du mélange en agitant le contenu de l'éprouvette avec un petit agitateur en verre à palette dont on fait rouler vivement le manche entre

les doigts. La numération se fait à l'aide d'une lame
à cellule (fig. 5, A). C'est une lame de verre à faces
bien planes sur laquelle est collée une lamelle rigou-

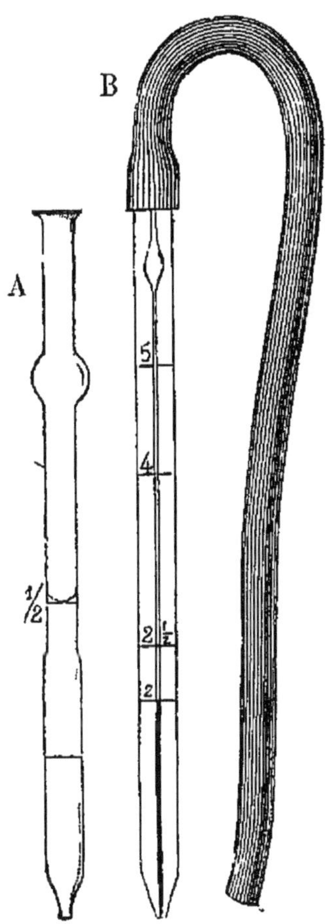

Fig. 4. — Pipettes de l'hématimètre de Hayem. — A, pipette
servant à recueillir le sérum ; B, pipette servant à recueillir le sang.

reusement plane, perforée à son centre d'un trou
de 1 centimètre de diamètre, la lamelle mesurant
1/5 de millimètre d'épaisseur exactement. Cette lame-

cellule repose sur un porte-objet métallique muni
d'un système de lentilles disposé de manière à pro-
jeter sur le fond de la cellule l'image d'un réseau
quadrillé mesurant en tout 1/5 de millimètre de large
et divisé en seize petits carrés (fig. 5, B). On dépose
dans la cellule une goutte du mélange de sang et de
sérum, et l'on recouvre d'une lamelle à faces rigoureusement planes. Il faut bien faire attention de ne

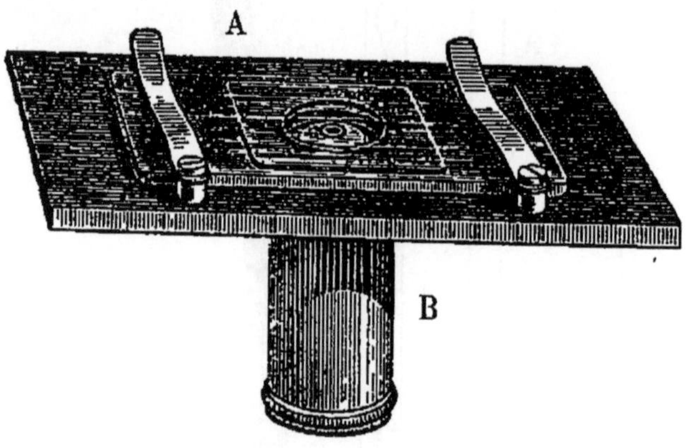

Fig. 5. — Hématimètre de Hayem.

pas mettre un excès de liquide dans la cellule : au-
trement, il s'insinuerait entre la lame et la lamelle,
et les résultats seraient faussés. Hayem recommande de mettre une goutte assez petite pour que, la
lamelle étant mise en place, le liquide soit entouré
d'un anneau d'air complet. On assure l'adhérence
parfaite de la lame et de la lamelle, en humectant
légèrement le pourtour de celle-ci de salive ou
d'eau : une quantité infime de liquide pénètre sous

elle par capillarité et empêche tous les glissements.

Pour faire la numération, on attend quelques minutes, afin que les globules aient le temps de se déposer au fond de la cellule. Puis on compte les globules contenus dans le réseau quadrillé, en observant les règles que nous venons d'indiquer à propos de l'hématimètre de Malassez.

On connaît ainsi le nombre de globules contenus dans un cube de 1/5 de millimètre de côté. Comme dans 1 millimètre cube il y a 125 cubes semblables, il faudra multiplier le chiffre obtenu par 125; enfin, il s'agit d'une dilution à 2 p. 500 ou, plus exactement, à 2 p. 496, en tenant compte du liquide perdu par le mouillage des pipettes (4 millimètres cubes environ). Il faudra donc multiplier le résultat d'abord par 125, puis par le titre de la dilution, soit 248; ou, plus simplement, multiplier le résultat par le chiffre 31 000, qui représente le total de 125×248.

Pour faire une numération convenable, on déplace la lame-cellule et l'on recompte en un autre point les globules contenus dans le carré. On compte ainsi plusieurs carrés. On additionne les chiffres trouvés dans les différents carrés, on multiplie par 31 000 ce total et l'on divise par le nombre des carrés comptés.

Si l'on prenait du sang au trait 4,5 ou 2,5 de la pipette, on ferait les corrections en raisonnant d'après la théorie de l'appareil que nous avons indiquée précédemment.

On agit de la même façon pour les hématies, plaquettes, leucocytes.

Hématimetre de Thoma (Zeiss) (fig. 6). — Pour les globules rouges et les plaquettes, on se sert de la pipette-
mélangeur graduée 0,5, 1 et 101. Aspirer le sang
jusqu'à 0,5, remplir avec un sérum artificiel quelconque jusqu'à 101. Déposer une goutte du mélange
sur la chambre humide à rigole ; recouvrir d'une
lamelle.

Compter un nombre quelconque de petits carrés
et appliquer la formule suivante, dans laquelle 4 000
est un chiffre fixe, fourni par des calculs établis une
fois pour toutes :

$$\frac{\text{Total des globules des carrés comptés}}{\text{Nombre des carrés comptés}} \times 4.000 \times \text{titre}$$

de la solution (200 si l'on a pris jusqu'à 0,5 ; 100 si l'on à
pris du sang jusqu'au trait 1).

C'est avec cet appareil que, pour le comptage des
leucocytes, on utilise un des sérums à base d'acide
acétique, dissolvant les globules rouges ; on se sert
d'une pipette graduée 0,5, 1 et 11. Aspirer du sang
jusqu'à 0,5 et remplir avec le sérum acétique. Agiter
l'ampoule.

Même formule que précédemment, mais, pour le
titre de la solution, remplacer 200 par 20 (si l'on a
pris du sang jusqu'à 0,5), ou par 10 (si l'on a pris du
sang jusqu'à 1).

Recommandations générales. — Pour les chambres

humides entourées d'une rigole, on n'a pas à se

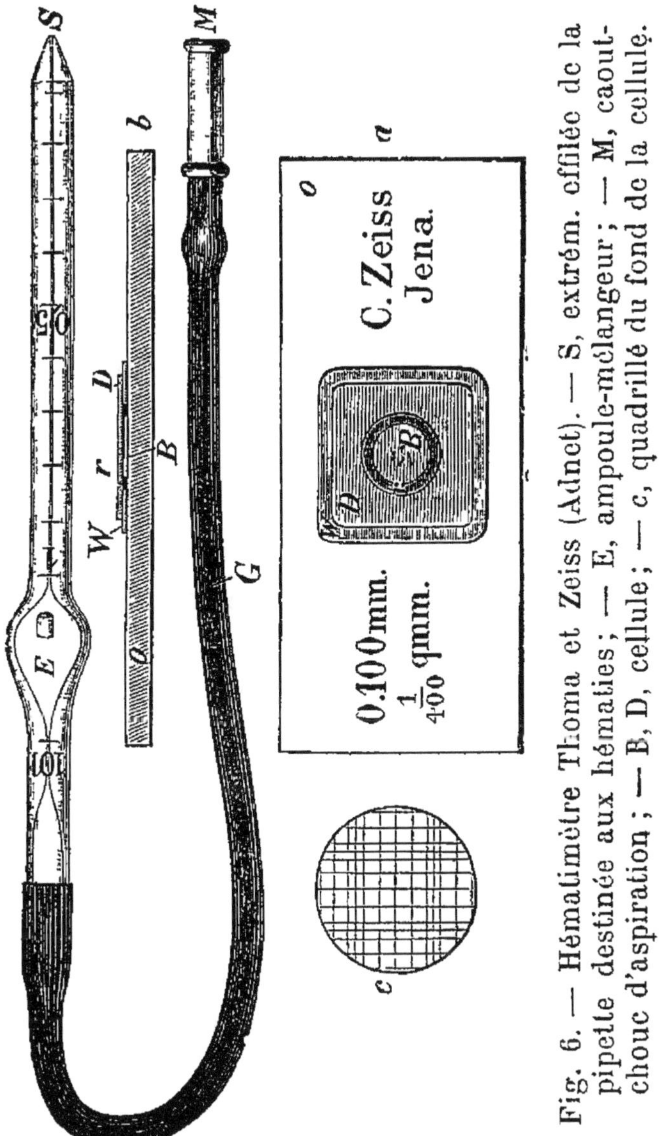

Fig. 6. — Hématimètre Thoma et Zeiss (Adnet). — S, extrém. effilée de la pipette destinée aux hématies ; — E, ampoule-mélangeur ; — M, caoutchouc d'aspiration ; — B, D, cellule ; — c, quadrillé du fond de la cellule.

préoccuper si la goutte de mélange de sang et de sérum est de trop gros volume. Pour les chambres non entourées d'une rigole, la goutte, une fois la lamelle posée, doit rester entourée d'un anneau d'air.

Attendre une vingtaine de secondes avant de commencer à compter, la goutte de mélange étant placée dans la chambre humide de l'hématimètre, et cela pour permettre aux globules de se déposer.

Si l'on emploie les sérums ne dissolvant pas les hématies pour le comptage des leucocytes, ce qui est aussi bon, on se rappellera que, pour distinguer facilement ces derniers, on n'a qu'à relever un peu l'objectif jusqu'à ce que les hématies paraissent un peu floues : les leucocytes apparaissent alors comme de petites perles brillantes, caractéristiques.

Les lamelles d'hématimètres doivent être spécialement construites pour eux ; elles ne doivent pas dépasser l'épaisseur de deux lamelles ordinaires superposées.

Les pipettes doivent être sèches. Si l'on se sert d'un appareil inconnu (ce qui est toujours fâcheux), utiliser un caoutchouc d'aspiration neuf.

Les pipettes doivent être lavées à la seule *eau distillée* et *jamais* à l'éther, alcool, eau acidulée. Veiller à ce qu'il ne reste pas de liquide dans le tube capillaire.

Les lamelles et la chambre humide sont lavées à l'eau distillée et essuyées avec soin.

Se servir du même appareil pour une même série de recherches.

La vérification des chambres se fait par calculs des épaisseurs de la lame sanguine ; la vérification des pipettes se fait par pesées.

Mensuration des éléments. — Elle se fait avec un disque micromètre-oculaire, que l'on place sur le diaphragme intérieur de l'oculaire. On compte le nombre de divisions qui correspondent à l'élément. Il est facile alors de savoir sa dimension, car on sait par le fabricant à combien de μ ou de fractions de μ correspond chaque division du micromètre-oculaire.

La mensuration des globules rouges doit se faire à l'état frais, dans un sérum de numération ; sur les préparations sèches, elle n'a pas de valeur. En revanche, la nécessité de colorer le sang pour distinguer les variétés leucocytaires fait qu'on les mensure sur les préparations par étalement de sang desséché.

ALQUIER et LEFAS, *Guide pratique d'histologie norm. et pathol. (technique et diagn.).* Paris, 1902 (J.-B. Baillière).

Dosage de l'hémoglobine. — Nous décrirons les appareils de Hayem, Malassez et Gowers.

L'appareil de Malassez est sans contredit le meilleur ; celui de Gowers est également assez commode.

HÉMOCHROMOMETRE DE HAYEM. — On emploie deux petits réservoirs, soudés l'un près de l'autre sur une lame de glace polie, et pouvant contenir chacun un demi-centimètre cube d'eau. D'autre part, on a un petit album avec des teintes coloriées graduées.

On place une égale quantité d'eau dans chaque réservoir (un demi-centimètre cube), puis, avec la pipette de l'hématimètre de Hayem, on dépose 2 à 4 millimètres cubes de sang dans l'un des réservoirs. On fait alors passer successivement la série des teintes coloriées sous la cellule qui ne contient que de l'eau pure et l'on s'arrête quand les teintes sont identiques dans les deux réservoirs. Il faut ensuite diviser le nombre des globules correspondant à la teinte par le chiffre de millimètres cubes de sang employé.

Pour cela, on se reporte à la table de Hayem :

$$
\begin{array}{rrll}
\text{Teinte n}^\text{o} & 1 = & 8\,649\,000 & \text{globules normaux.} \\
— & 2 = & 9\,720\,125 & — \\
— & 3 = & 10\,811\,260 & — \\
— & 4 = & 11\,892\,375 & — \\
— & 5 = & 12\,973\,500 & — \\
— & 6 = & 14\,054\,625 & — \\
— & 7 = & 15\,155\,750 & — \\
— & 8 = & 16\,216\,875 & — \\
— & 9 = & 17\,298\,000 & — \\
— & 10 = & 18\,379\,125 & — \\
\end{array}
$$

Prenons un exemple : on a pris 6 millimètres cubes de sang et l'on a obtenu la teinte coloriée n° 4 de l'album de Hayem ; on en conclut que la richesse globulaire sera pour 1 millimètre cube de

$$\frac{11\,892\,375}{6} = 1\,982\,062.$$

Si la numération des hématies, qui a précédé le dosage de l'hémoglobine, a donné le chiffre de 4 774 000 globules pour 1 millimètre cube, on en conclura que

$$4\,774\,000 \times 6 = 28\,644\,000$$

globules renferment la même quantité d'hémoglobine que 11 892 375 globules; donc, 1 globule du sang humain sera représenté en moyenne par

$$\frac{11\,892\,375}{28\,644\,000} = 0{,}415,$$

d'où

N (nombre des hématies) = 4 774 000.
R (richesse globulaire exprimée en globules normaux) = 1 982 062.
G (valeur individuelle d'un globule du sang examiné) = 0,415.

Mangin, *Technique microscopique*. Paris, 1896.

Hémochromomètre de Malassez (Dumaige). — Cet instrument se compose d'un appareil optique, mû par une vis à crémaillère pour la mise au point. La partie inférieure plonge dans un godet à fond clair en cristal dans lequel on a déposé la solution titrée de sang. L'éclairage est fourni par un miroir dépoli placé au-dessous du godet. L'objectif est disposé de telle façon que sa circonférence se trouve divisée en deux moitiés : l'une, de couleur rose invariable, répond à la teinte normale de la solution titrée de sang; l'autre montre la solution de sang elle-même. On procède de la façon suivante : après avoir fait une piqûre au doigt, par exemple, pour avoir du sang, on aspire celui-ci dans la pipette-mélangeur de l'instrument; le sang est aspiré jusqu'au premier trait; ensuite on aspire de l'*eau distillée* jusqu'au second trait qui se trouve, lui, au-dessus du réservoir.

L'eau distillée est choisie comme liquide de dilution parce que l'hémoglobine s'y dissout facilement. Lorsque le mélange intime est réalisé par agitation de la pipette, on le vide dans le godet, dans lequel on fait plonger la partie inférieure de l'appareil optique en évitant la formation de bulles d'air. On fait mouvoir la vis à crémaillère en regardant dans l'appareil, jusqu'à ce que les deux moitiés de la circonférence soient de même teinte. Il suffit alors de lire sur un cadran gradué le chiffre indiqué par une aiguille qui se meut en même temps que la vis, et l'on a le taux de l'hémoglobine dans le sang examiné.

Hémochromomètre de Gowers (fig. 7). — On aspire le sang dans la pipette jusqu'au trait ; on essuie la pointe ; on souffle le sang dans l'éprouvette graduée renfermant quelques gouttes d'eau distillée. On lave la pipette avec ce liquide et l'on agite avec l'extrémité de la pipette. On ajoute goutte à goutte de l'eau, en agitant, jusqu'à ce que la teinte du liquide ait à peu près la même intensité que celle du tube

scellé renfermant une solution étalon. Pour compa-
rer, fixer les deux tubes l'un près de l'autre et placer

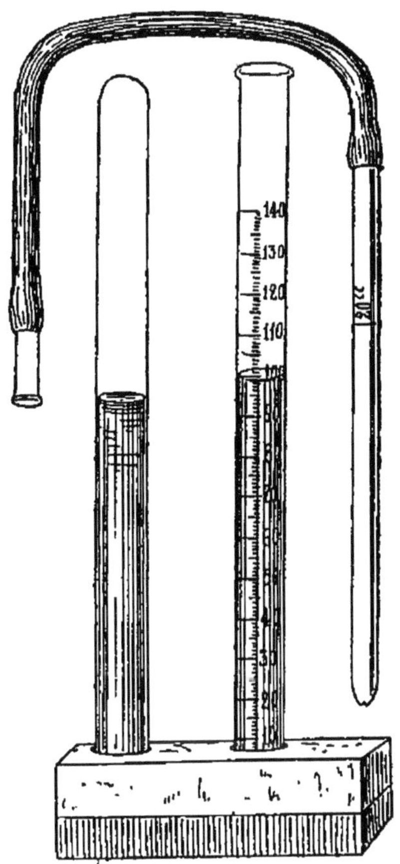

Fig. 7. — Hémochromomètre de Gowers.

derrière une feuille de papier blanc. Lire la division
sur l'éprouvette graduée.

Recommandations. — Les deux derniers des hémochromomètres précédents sont gradués en unités ou
en dixièmes d'unité : cela n'a pas d'importance; on

dit 0,45 d'hémoglobine ou 45 p. 100, suivant qu'on adopte 1 ou 100 comme taux normal.

Il faut savoir que, chez le sujet sain, l'hémoglobine n'atteint que rarement l'unité et est presque toujours à 0,75 ou 0,80 (75 ou 80 p. 100).

Fixation. — Nous nous bornerons aux fixateurs principaux :

1° Sublimé acétique.

Eau distillée...........................	100 gr.
Bichlorure de mercure.................	
Acide acétique cristallisable..........	$\bar{a}\bar{a}$ 4 gr.

Faire la solution à chaud ; laisser refroidir ; filtrer une fois pour toutes.

Excellent fixateur ; laisser agir dix minutes.

Laver bien à l'eau après fixation.

2° Sublimé.

Eau distillée.....................	200 cc.
Chlorure de sodium................	0gr,50
Sublimé...........................	7gr,5

Faire la solution à chaud ; fixe en quinze minutes.

Ou :

Alcool absolu.....................	100 cc.
Sublimé...........................	10 gr.

Cinq à dix minutes de fixation.

Bonnes formules. Laver bien à l'eau.

3° Sublimé iodé.

Sol. aq. saturée à chaud de sublimé et refroidie..........................	90 vol.
Teinture d'iode officinale..............	10 vol.

Agiter. La solution se prépare au moment de s'en servir. Fixe en vingt-cinq secondes à une minute (Dominici) : ne pas dépasser une minute. Laver bien à l'eau.

4° Alcool absolu (96°).

Excellent fixateur. De trois à douze heures. Laver bien à l'eau.

5° Alcool-éther.

Alcool absolu..................	
Æther sulfurique à 65°..........	āā vol. égaux.

Bon fixateur. De vingt minutes à deux heures. Laver à l'eau.

6° Vapeurs d'acide osmique. — On emploie la solution aqueuse à 2 p. 100 placée dans un godet bas, la lame de sang retournée sur le godet la face enduite en bas, à quelques millimètres de la surface du liquide, très légèrement chauffé (Malassez).

Très bon fixateur. Laisser agir cinq minutes. Laver à l'eau.

7° Liquide de Flemming.

Solut. aq. à 1 p. 100 d'ac. chromique....	15 vol.
Solut. aq. à 2 p. 100 d'ac. osmique......	4 vol.
Acide acétique cristallisable	1 gr.

Excellent fixateur (Jolly). La lame y est plongée aussitôt l'étalement fait sans dessiccation complète, pendant dix minutes. Laver abondamment à l'eau courante, sans s'occuper des particules qui se détachent.

Mordancer avant de colorer, pendant quelques secondes, avec :

```
Iode métallique........................    1 gr.
Alcool absolu....................... ..   100 cc.
```

Laver à l'alcool absolu, puis à l'eau (Jolly).

8° ACIDE CHROMIQUE. — On emploie la solution aqueuse à 1 p. 100. Laisser agir dix secondes. Laver à l'eau. Colorer de suite.

Fixateur peu employé actuellement.

9° CHLOROFORME. — Préconisé par Josué (chloroforme anesthésique).

Il ne doit pas être employé, car ce n'est pas un liquide réellement fixateur (Jolly).

10° FORMOL. — Fixateur assez bon (R. Wurtz), mais dont l'emploi ne se généralisera guère.

On emploie la solution au 1/10 de formaldéhyde du commerce dans l'alcool absolu. Laisser agir dix minutes. Laver à l'eau pour débarrasser la préparation de l'aspect huileux qu'elle revêt après égouttage.

11° CHALEUR. — On emploie la platine chauffante réglable de Radais ou l'étuve à toluène, permettant d'avoir une température de 110°. On fixe à 110° pendant une heure.

Une méthode plus simple et aussi bonne, qui constitue (Marino) un excellent procédé, consiste à passer trois à dix fois rapidement dans la flamme d'un bec Bunsen, ou d'une lampe à alcool à mèche largement élevée, la préparation, la face enduite en haut, en ayant soin de mettre sous la lame ou lamelle une seconde lame pour éviter de griller la préparation.

Colorations. — N'employer, en fait de couleurs d'aniline, que les premières marques (Grübler, par exemple).

1° Hématéine ou hématoxyline-éosine-orange. — On peut remplacer, mais sans avantage, l'orange par une même quantité d'*aurantia*.

La fixation se fait au sublimé, à l'alcool, à la chaleur, à l'alcool-éther. Les fixateurs contenant de l'acide osmique ne conviennent pas.

On colore à l'hématéine ou à l'hématoxyline (1)

(1) Rappelons la façon dont se prépare la solution Bœhmer, qui nous paraît la meilleure :

Faire dissoudre d'une part 1 gramme d'hématéine ou, mieux, à notre avis, d'hématoxyline dans 10 centimètres cubes d'alcool absolu ; cette dissolution se fait à froid en douze heures.

D'autre part, faire fondre 20 grammes d'alun d'ammoniaque ou de potasse dans 200 centimètres cubes d'eau ordinaire filtrée, cela à chaud. Laisser refroidir douze heures. Filtrer.

Mélanger alors l'alcool renfermant l'hématoxyline en solution et l'eau alunée. Ramener à 200 centimètres cubes au besoin avec un peu d'eau ordinaire.

Abandonner le mélange dans un petit bocal à large ou-

pendant cinq à dix minutes suivant l'ancienneté de la solution.

Laver abondamment à l'eau.

La préparation prend une teinte noir cuivrée.

Verser alors sur la préparation, et laisser agir pendant dix minutes, la solution suivante :

    Eau distillée........................... 100 cc.
    Orange G............................... 1 gr.

Puis, après lavage superficiel, ou sans laver, faire agir pendant trois à cinq minutes la solution suivante :

    Eau distillée........................... 100 cc.
    Éosine *à l'eau*........................ 1 gr.

Laver à l'eau. Laisser sécher (ne pas dépasser 38°).

On peut aussi faire une seule solution de 200 cen-

verture, non couvert ; la solution est satisfaisante au bout de quinze jours à un mois ; elle doit tacher le papier filtre en violet noir, et non en une teinte simplement vineuse. Conserver alors, dans un flacon muni d'un entonnoir à filtre, la solution filtrée grossièrement, pour la débarrasser des moisissures ou des cristaux qui auraient pu s'y former.

La bonté de la solution augmente de plus en plus, ainsi que son pouvoir colorant; mais, à la fin, elle prend une teinte vin de Bourgogne et ne colore plus. Aussi vaut-il mieux en préparer de temps à autre de petites quantités qui se bonifient à intervalles différents. Filtrer la solution chaque fois que l'on s'en sert.

Ne pas maturer au moyen de l'eau iodo-iodurée les solutions d'hématéine ou d'hématoxyline destinées aux préparations hématologiques.

timètres cubes d'eau renfermant 1 gramme d'orange et 1 gramme d'éosine ; on colore dix minutes. Mais l'emploi des deux solutions permet de mieux graduer à volonté les colorations.

Excellente méthode, la meilleure pour les éosinophiles et les hématies nucléées. On peut dire qu'elle doit toujours être faite pour le sang, concurremment avec le triacide, la méthode de Dominici, celle de Marino ou celle de Romanovsky.

Les noyaux sont violets, le protoplasma des neutrophiles rouge, les granulations éosinophiles rouge orangé, les protoplasmas basophiles incolores, les globules rouges orange franc (réaction orangeophile de l'hémoglobine) (planche I).

2° THIONINE ; BLEU POLYCHROME DE UNNA. — Toutes les fixations conviennent.

On emploiera de préférence la spécialité dite *bleu polychrome de Unna.*

Ou bien encore la formule de Nicolle :

Bleu de thionine..................... 1 gr.
Alcool absolu.......................... 10 cc.

Au bout de douze heures, quand la solution est effectuée, on ajoute :

Eau distillée........ .... 100 cc.
Acide phénique...................... 5 gr.

Cette solution est meilleure au bout de quelques semaines.

Quoi qu'il en soit, on colore dix minutes (thionine) ou cinq minutes (Unna). On lave. On décolore au point voulu avec de l'alcool à 60°. Alcool absolu (rapidement), puis arrêter la décoloration dans le xylol.

C'est la méthode de choix pour les éléments basophiles dont les protoplasmas sont teints en bleu franc. Les noyaux sont bleus (planche III).

3° MÉTHODE DE MARINO. — Fixation à la flamme.

Mettre sur la préparation, pendant une demi-minute à une minute, un peu d'une solution aqueuse saturée de fuchsine *acide*. Laver à fond à l'eau.

Puis faire passer une demi-minute à une minute par la solution suivante :

Brillant kresylblaü...................... 1 gr.
Alcool absolu......................... 200 cc.

Laver à l'eau. Alcool absolu. Une fois la coloration à point, arrêter la décoloration dans le xylol.

Tous les éléments sont colorés, ainsi que les diverses granulations, d'une façon analogue à celle de la méthode de Romanovsky. Bon procédé.

4° MÉTHODE DE ROMANOVSKY. — Fixer à l'alcool absolu.

On a deux solutions :

Eau distillée......................... 100 cc.
Éosine *à l'eau*....................... 1 gr.

et

Eau distillée.......................... 100 cc.
Soude caustique .... 0^{gr},05
Bleu de méthylène.................... 1 gr.

On a aussi deux verres cylindriques, éprouvettes de 50 centimètres cubes de capacité, graduées en demi-centimètres cubes.

Dans l'un d'eux on verse 25 centimètres cubes d'eau distillée et l'on ajoute 1^{cc},5 de la solution de bleu ; dans l'autre on verse 25 centimètres cubes d'eau distillée avec 15 *gouttes* de la solution d'éosine.

On verse alors le contenu du verre d'éosine dans le verre contenant le bleu et l'on agite le mélange avec la lame à colorer, qu'on laisse ensuite dans le verre, la face enduite en bas.

On la retire au bout de vingt-cinq minutes, et on lave abondamment à l'eau. On sèche à l'air à une douce chaleur ou l'on fait passer rapidement par l'alcool absolu en plongeant ensuite la lame dans le xylol.

Si l'on ne réussit pas, on diminue ou l'on augmente le nombre des gouttes de la solution d'éosine. .

Les globules rouges doivent être rose pâle, les plaquettes violet rouge, les noyaux violet foncé, le protoplasma des leucocytes lilas, les granulations neutrophiles ou amphophiles violet rouge.

Excellent procédé.

5° MÉTHODE DE DOMINICI. — Fixer au sublimé iodé ou aux vapeurs osmiques. Colorer une demi-minute à deux minutes par la solution :

```
Eau distillée........................... 200 cc.
Éosine à l'eau..........................  )
Orange G...............................   )  ãã 1 gr.
```

Laver à l'eau.

Colorer une à deux minutes par :

```
Eau distillée........................... 100 cc.
Bleu de toluidine.......................   2 gr.
```

Décolorer à l'alcool à 60° au point voulu.

Alcool absolu. Xylol.

Les noyaux sont bleu foncé, les globules rouges orangés, les protoplasmas basophiles bleus, les granulations éosinophiles rouge-orange, les neutrophiles violet rouge.

Bon procédé.

6° BLEU D'ANILINE-ÉOSINE-ORANGE. — Toutes fixations.

Procéder comme dans la méthode précédente, mais remplacer le bleu de toluidine par la thionine, le Unna ou une solution aqueuse à 2 p. 100 de bleu de méthylène.

Mêmes aspects que dans le procédé de Dominici.

7° ORANGE-FUCHSINE ACIDE. — Fixations diverses.

Leredde et Bezançon remplacent comme colorant, dans la méthode à l'hématoxyline ou au bleu,

la solution orange-éosine par le réactif suivant :
Faire les solutions :

Orange G............................... 1 gr.
Eau distillée........................ 100 cc.

et

Fuchsine *acide*....................... 1 gr.
Eau distillée....................... .... 100 cc.

Après dissolution, mêler les deux solutions ; colorer quelques minutes.

Les granulations acidophiles sont très fortement colorées.

8° COLORANT DE JENNER. — Utilisé beaucoup aux États-Unis.

Il n'y a pas besoin de fixer préalablement, l'alcool du colorant agissant comme fixateur.

On prépare :

Éosine soluble Grübler (teinte jaune).. 0^{gr},50
Alcool *méthylique absolu* et *chimique-*
    ment pur........................ 100 cc.

et

Bleu de méthylène Grübler......... .. 0^{gr},50
Alcool *méthylique absolu pur*.......... 100 cc.

Après dissolution, on mélange 125 parties de la solution d'éosine et 100 parties de la solution de bleu.

Ou bien encore, on se procure l'éosine et le bleu en poudre mélangés proportionnellement (*poudre de*

Jenner), que l'on dissout à la dose de 1 p. 100 dans de l'alcool méthylique *absolu pur*.

Conserver dans un flacon à l'émeri.

On verse du colorant sur la préparation, et l'on recouvre d'une clochette de verre pour éviter la précipitation et l'évaporation.

Au bout de trois minutes ou un peu plus, on jette le colorant, on lave cinq à dix secondes à l'eau *distillée*. La préparation a une teinte rose. Elle est séchée à la flamme et montée au baume du Canada au xylol.

Les hématies sont terre cuite, les noyaux bleus, les granulations neutrophiles rouges, les basophiles violet foncé.

(Convient à l'étude de l'hématozoaire et des piroplasmes, qui sont alors colorés en bleu.)

Nous n'avons pas l'expérience de cette méthode, que l'on dit fort pratique.

9° MÉLANGE TRIACIDE. — Fixation à la chaleur ou à l'alcool absolu.

On emploiera la spécialité de Grübler (*Ehrlich's Triacidlosung*) ou l'une des deux préparations suivantes :

Mélange de Yegorovski :

Orange G	4gr,20
Fuchsine *acide*........................	6 gr.
Alcool à 20°...........................	72 —
Vert de méthyle.......................	5 gr.
Alcool à 20°...........................	50 —

Faire chauffer chaque solution dans un ballon jusqu'à ébullition ; attendre 10 minutes, refaire bouillir ; les liquides refroidis à 30° à 35° sont transvasés deux fois l'un dans l'autre.

Colorer cinq à dix minutes (filtrer s'il y a un précipité).

Mélange de Morel et Dalous :

1° { Orange G...................................   0^{gr},10
    { Eau formolée à 4 p. 100 (1)........   100 cc.

2° { Fuchsine *acide*.......................   0^{gr},10
    { Solut. aqueuse à 1 p. 100 d'acide
    {   acétique........................   13 cc.
    { Eau formolée.......................   37 cc.

3° { Vert de méthyle (ou d'iode, ou de
    {   chrome)........................   0^{gr},20
    { Eau formolée.......................   100 cc.

Mélanger des volumes égaux de ces trois solutions en ajoutant *en dernier lieu celle de fuchsine.* Ne pas filtrer. Colorer cinq minutes.

Quoi qu'il en soit, la préparation étant colorée par un mélange triacide, on lave à l'eau. Si les préparations sont trop colorées, on décolore par l'alcool à 60°. Alcool absolu (rapidement). Xylol.

Les noyaux sont verts, les globules rouges orangés ou cuivrés, les grains éosinophiles rouge-cuivre, les neutrophiles violet rouge ; les granulations ba-

(1) Eau distillée additionnée de 4 vol. p. 100 de la solution commerciale de formaldéhyde.

siques ne sont pas colorées, aussi le protoplasma des Mastzellen est-il incolore et transparent.

Les mélanges dits *triacides* sont difficiles à manier et donnent des préparations peu agréables à l'œil; ils sont inférieurs aux combinaisons de Romanovsky et de Dominici.

II. — MORPHOLOGIE DES ÉLÉMENTS DU SANG (NORMAUX ET ANORMAUX)

Globules rouges. Hématies. Érythrocytes. — Examinés à l'*état frais*, dans la cellule à rigole, avec un grossissement moyen (de 300 à 400 diam.), les hématies ont une tendance à prendre la disposition en piles de monnaie, piles qui forment alors des îlots d'étendue variable au sein de la mer plasmatique. Cette tendance à s'empiler diminue notablement dans les anémies graves.

Quelques globules sont isolés, les uns sur la tranche, et ayant ainsi l'aspect d'un biscuit rétréci en son milieu et renflé à ses deux extrémités, aspect qui résulte de leur forme biconcave. D'autres se présentent de face, sous la forme de disques jaunâtres plus foncés sur les bords, à contours marqués par une ligne nette et distincte, sans noyau ni rganulations.

C'est dans la chambre humide de l'hématimètre de Malassez ou de Thoma que leur étude sera la plus facile et la plus fructueuse, en se servant du liquide de Hayem (non iodé, pour pouvoir apprécier la teinte des hématies).

On voit alors que les érythrocytes sont de teinte jaunâtre ou, mieux, jaune verdâtre, coloration qu'ils doivent à l'hémoglobine qui les infiltre ; lorsque les hématies sont inégalement colorées, ce qui est pathologique, on dit qu'il existe de la polychromatophilie.

On a coutume de dire que les hématies ont 7 μ de diamètre : en réalité, elles sont, dans le sang normal, sensiblement égales ; néanmoins, il faut savoir qu'il y existe quelques petits et quelques grands globules.

On peut dire que le sang normal renferme, pour 100 hématies, environ :

>   70-80 globules de 7-8 μ de diamètre.
>   10-15 petits globules de 6-6,6 μ de diamètre.
>   10-15 grands globules de 8-9 μ de diamètre.

Anormalement, il existe des microcytes ou globules rouges nains ayant environ 3 μ de diamètre ; quand ceux-ci sont nombreux, on dit qu'il y a microcythémie.

Anormalement aussi, on peut trouver (macrocythémie) des globules géants, ou macrocytes, de 12-16 μ de diamètre.

Enfin, dans certains cas, soit qu'il s'agisse de cas pathologiques, soit qu'il ait été fait usage de liquides de dilution dissolvant l'hémoglobine, on peut rencontrer des hématies incolores et transparentes, dont les contours estompés sont seuls visibles : ce sont des achromatocytes ou corpuscules incolores de Norris, qui ne sont pas, comme le croyait cet auteur (1), un élément spécial du sang.

Les globules rouges sont circulaires (examinés à plat dans l'hématimètre) ; néanmoins, dans les préparations les mieux faites, on voit rapidement quelques-uns d'entre eux prendre un aspect crénelé ou épineux, mûriforme.

Dans les anémies et dans d'autres conditions pathologiques, ces déformations globulaires (poikilocytose) ne s'arrêtent pas là ; on voit alors des hématies présentant les formes les plus variées : forme en biscuit, forme en bâtonnet, en virgule, réniforme, en navicelle ; parfois on voit de petits pseudopodes légèrement contractiles (déformation pseudo-parasitaire) émanant du pourtour de l'hématie. Enfin, même dans les solutions isotoniques, dans certains cas pathologiques, quelques globules rouges présentent des contractions de leur protoplasma : ce phénomène se produit normalement lorsque les globules sains sont dans des sérums toxiques ou non absolument isotoniques.

Sur les préparations fixées et colorées, les héma-

____

(1) *London med. Record,* 1880.

ties normales paraissent plus larges, souvent légèrement déformées (ovalaires, etc.) ; aussi, ne doit-on pas faire de mensurations d'hématies sur des préparations desséchées.

Dans ces dernières, les hématies se teignent uniformément en rose par l'éosine, en rose-orange par l'éosine-orange ou l'éosine-aurantia, en une belle couleur jaune d'or par l'orange ou l'aurantia, en une teinte brique par le triacide, etc.

L'orange et l'aurantia sont pathognomoniques, au point de vue coloration, de l'hémoglobine, qu'elles teintent en jaune d'or.

Les meilleurs fixateurs des hématies et de leur hémoglobine sont le sublimé (acétique ou non), l'alcool absolu, l'acide osmique (vapeurs ou Flemming). Le formol fixe les hématies, mais altère leur hémoglobine.

Dans les préparations desséchées lentement ou épaisses, l'hémoglobine peut se précipiter en partie sous forme de granulations jaune brunâtre, formant souvent une petite tache au centre du globule rouge, tache qu'il ne faut pas prendre pour un noyau dont elle n'a pas la netteté de contours.

Hématies nucléées. Érythroblastes. Cellules rouges de Neumann. — Ces éléments, que l'on appelle aussi *globules rouges à noyau*, se voient admirablement sur les préparations sèches à l'hématéine-éosine-orange, procédé de coloration qui leur est tout à fait spécifique.

Les érythroblastes existent dans le sang fœtal, dans la proportion de 1 pour 11 hématies ordinaires (Sabrazès et Muratet).

Chez l'enfant, jusqu'à cinq ou six mois, on en trouve parfois quelques unités en regardant plusieurs préparations.

Chez l'homme, de même que chez les mammifères adultes, leur présence est anormale.

On distingue ces cellules en normoblastes, microblastes et mégaloblastes.

Les normoblastes, dans les préparations colorées, ont la taille d'une hématie ordinaire, mais sont souvent légèrement triangulaires, à noyau parfois légèrement excentrique. Ce noyau se colore en noir par l'hématoxyline d'une façon uniforme; il est d'un volume inférieur à celui d'un lymphocyte et à contours arrondis. Parfois, cette cellule renferme deux noyaux se touchant ou séparés par un léger espace protoplasmique (planche I, p. 43).

Les microblastes sont de très petite taille, arrondis plus ou moins régulièrement avec noyau très petit, en général arrondi et régulier, noir par l'hématoxyline.

Les mégaloblastes peuvent atteindre trois ou quatre fois le volume d'un normoblaste; ils sont ovalaires ou à peu près arrondis, à noyau, toutes proportions gardées, moins volumineux que celui des normoblastes, mais coloré également en noir par l'hématoxyline; ce noyau est parfois en rosace, ou présente une figure caryocinétique en rayons de roue ou formant deux fuseaux épineux.

Les normoblastes et microblastes ont leur protoplasma jaune d'or par l'orange ou l'aurantia ; néanmoins, et cela est vrai surtout pour les mégaloblastes, exceptionnels en dehors de la leucémie myélogène, ce protoplasma peut, dans la coloration éosine-orange, retenir un peu plus l'éosine que le protoplasma des hématies ordinaires, et être rose pâle au lieu d'orange rose.

Le noyau, dans quelques cas, peut être en voie d'expulsion ou libre entre les globules rouges. Il peut enfin être en voie d'atrophie, caractérisé par sa petite taille et son contour irrégulier, ou enfin en voie de transformation hémoglobique, et alors de couleur brique par l'hématoxyline-éosine-orange.

Il ne faut pas confondre les érythroblastes avec des leucocytes en pycnose (planche II, p. 49).

Corpuscules bleus de Poggi. Hématies basophiles. — Technique. — On se sert de la solution suivante :

Eau distillée....	100 cc.
Chlorure de sodium chimiquement pur.	1 gr.
Bleu de méthylène...................	5 centigr.

Il est prudent de n'employer qu'une solution préparée récemment, depuis un temps ne dépassant pas un mois.

A 5 ou 6 centimètres cubes de cette solution colorée, placés dans une petite éprouvette, à fond conique de préférence, on mélange rapidement, avec un petit agitateur en verre bien propre, une ou deux gouttes de sang pur pris par piqûre d'une région tégumentaire bien propre ; on ferme avec un tampon l'éprouvette.

On attend que les globules se déposent au fond : la coloration peut être complète au bout de six heures, mais en général au bout de douze à vingt-quatre heures.

On décante alors le liquide de l'éprouvette et, du mélange qui reste au fond, on prélève une goutte que l'on dépose entre lame et lamelle ordinaires, et que l'on examine ainsi au microscope.

Pour savoir le nombre des globules colorés, il suffit de compter dans plusieurs préparations, à l'aide d'un oculaire quadrillé, le nombre des globules restés incolores et ceux teintés de bleu et, sachant par une numération préalable le nombre total des hématies par millimètre cube, il est aisé d'établir la proportion des corpuscules de Poggi.

Caractères. — On voit alors, dans les cas d'anémie, et spécialement d'anémie pernicieuse, un assez grand nombre de globules rouges teintés de diverses façons en bleu, qu'il est aisé de distinguer des noyaux leucocytaires : les uns sont colorés d'une façon uniforme en bleu intense ; d'autres montrent la coloration à un seul ou à deux de leurs pôles et, dans ce dernier

PLANCHE I

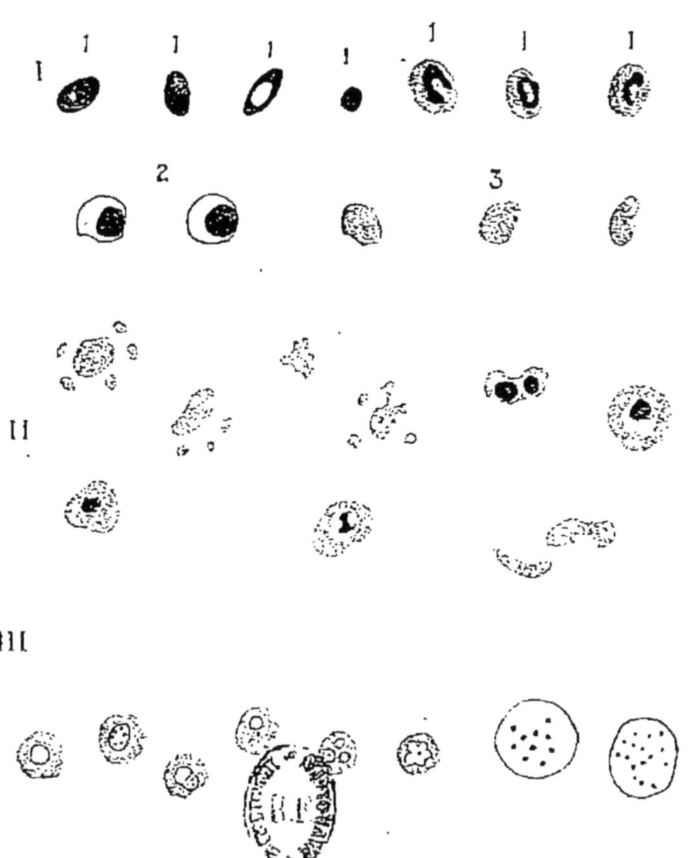

I. — 1,1,1,1,1,1,1. Corpuscules de Poggi. On voit aussi 3 hématies normales et 2 lymphocytes. Sang frais : bleu de méthylène.

II. — Hématies déformées, hématoblastes et globules rouges à noyau dans un cas d'anémie (hématoxyline-éosine orange).

III. — Formes endoglobulaires de l'hématozoaire de la malaria. A droite deux leucocytes mélanifères (sang frais).

cas, on a un aspect en navette ; d'autres encore sont bleu pâle, le bleu étant plus intense dans une région de la périphérie de l'hématie ; d'autres enfin présentent un cercle irrégulier ou une tache bleue irrégulière dans le centre de l'élément.

Il faut noter que ces globules, que l'on peut teindre à froid par le bleu de méthylène, sont presque toujours des globules pauvres en hémoglobine, correspondant aux hématies pâles que l'on connaît fréquentes dans les anémies.

Les globules sains restent jaunâtres (planche I).

Cette coloration n'est pas due à la dégénérescence des hématies au sein du liquide colorant : en effet, si on laisse les hématies dans la solution une semaine entière, le nombre des globules colorés en bleu n'augmente pas, et, s'il s'agit de globules sains, ils perdent seulement leur hémoglobine, se déforment, deviennent incolores, mais ne prennent pas le bleu, pas plus qu'au bout de douze à vingt-quatre heures. L'assertion de Maragliano, savoir que l'on peut reproduire artificiellement les aspects des corpuscules de Poggi, est absolument erronée.

Ces corpuscules bleus ne doivent pas être recherchés sur des préparations sèches, car on n'a alors aucun résultat.

De même, l'emploi de safranine, violet de méthyle, vert de méthyle, fuchsine basique, brun de Bismarck, toutes couleurs basiques cependant, ne donne rien, si ce n'est la coloration des noyaux leucocytaires.

Pour cette raison, il est préférable de conserver aux hématies qui prennent le bleu le nom de *corpuscules de Poggi*, car le nom d'*hématies basophiles*, que l'on emploie parfois, n'est rien moins qu'exact.

On n'est pas éclairé suffisamment sur la signifi-cation biologique de ces corpuscules ; mais, clini-quement, leur recherche a assurément une grande valeur.

L'hypothèse qu'ils indiquent le début d'une régénération sanguine est séduisante, mais les faits cliniques infirment cette théorie ; en effet, l'amélio-ration de l'état du malade coïncide avec une diminu-tion ou une disparition totale des corpuscules bleus. Aussi Poggi est-il d'avis que ces éléments sont des hématies émigrées, alors qu'elles se trouvaient encore dans un état de non-maturité. Ces éléments sont très fragiles et se détruisent avec facilité ; ils indiquent un désordre dans le processus évolutif des hématies.

G. Poggi, *Di una nuova specie di corpuscolo rosso, etc.* (*Il Policlinico* [sez. med.], 1898, p. 49 et 117). — *Riv. crit. di clin. medica*, 1900, p. 737, 752 et 769. — D'Amato Villari, *Ibid.*, 1900, p. 529 et 545.

Plaquettes. Hématoblastes. — Les plaquettes (Bizzozero), *globulins* (Donné) ou encore hémato-blastes (Hayem) sont des éléments non nucléés, incolores à l'état frais, colorés en rose par l'éosine. Dans les liquides de numération iodo-iodurés, ils sont isolés ; dans les autres, parfois, ils paraissent agglomérés en amas. Leurs contours sont irréguliers, vaguement losangiques.

Dans les préparations de sang pur, faites en vue d'étudier le réticulum fibrineux, ils sont situés aux points nodaux des filaments fibrineux et englobés par eux.

Le diamètre des plaquettes varie entre les deux extrêmes de 2 μ à 5,75 μ ; les plus nombreux ont de 3 μ à 3,5 μ (Hayem).

Ce paraissent être des débris globulaires, soit d'hématies, soit plus spécialement peut-être de globules blancs.

Ces éléments ne semblent donc pas avoir l'importance que leur attribue Hayem.

Globules blancs. Leucocytes. Cellules blanches. — A l'état frais, ce sont de petites masses sphériques, réfringentes (si l'on relève un peu l'objectif), granuleuses et très légèrement verdâtres (si l'on abaisse l'objectif), à contours parfois un peu déchiquetés, sans noyau visible, ayant de 6 μ à 12 μ de diamètre.

Les polynucléaires et les myélocytes possèdent des mouvements amœboïdes. Leur étude doit se faire sur des préparations sèches, fixées et colorées, qui nous permettront de décrire les types, normaux ou anormaux, suivants :

Polynucléaires neutrophiles. — Quand on parle simplement de leucocytes polynucléaires, on désigne les polynucléaires à granulations neutrophiles (granulations ε d'Ehrlich).

Ce sont des cellules dont le volume oscille entre 10 μ et 14 μ de diamètre (Jolly). Leur noyau est unique, contourné, polymorphe, polylobé, formé de plusieurs masses très colorables par l'hématoxyline (violet foncé) et les bleus basiques (bleu foncé), réunies entre elles par des filaments extrêmement grêles.

Le protoplasma, large, à contours arrondis, est coloré en rose par l'éosine d'une façon uniforme, mais l'usage des méthodes de Dominici, Marino, Romanovsky, du triacide, y révèle la présence de granulations très fines rouge violet ou brun rouge-brique, très nombreuses, piquetant tout le protoplasma. En réalité, ces granulations sont amphophiles.

Lymphocytes. — Ce sont des cellules de la taille des hématies, dont le noyau arrondi, fortement coloré, homogène, remplit presque toute l'étendue.

Le protoplasma, peu abondant, orangé et un peu rose par l'éosine-orange, à contours arrondis, ne forme parfois qu'une virgule sur un point de la périphérie du noyau; ce protoplasma renferme parfois quelques rares granulations amphophiles. Parfois le protoplasma semble former un anneau subtil autour du noyau.

Les plus petits ont environ 7 μ de diamètre;

d'autres ont un protoplasma un peu plus abondant (planche II, 4, p. 49 et planche III, 3, p. 106).

Grands mononucléaires. — Les grands mononucléaires ont 15 à 20 µ de diamètre ; leur noyau est rond ou ovale, souvent excentrique et légèrement réniforme, se colorant d'une façon peu intense, parfois très faible.

Le protoplasma, à contours diffus et irréguliers, abondant en général, peu coloré ou d'une façon peu appréciable par l'éosine-orange, légèrement basophile pour Ehrlich, parfois indistinct, renferme parfois de très rares granulations amphophiles (planche II, 2, et planche III, 4, p. 106).

Formes de passage, de transition ou intermédiaires. — Ces cellules, mononucléées, participent aux caractères des polynucléaires et des lymphocytes : leur volume est celui d'un grand mononucléaire, avec noyau arqué ou en fer à cheval à extrémités mousses et arrondies, parfois légèrement dentelé sur ses contours. Ce noyau est peu coloré en général. Le protoplasma est celui du grand mononucléaire, mais le plus souvent présente un certain nombre de granulations neutrophiles (planche II, 5, p. 49).

Myélocytes neutrophiles. — Ces éléments, anormaux, sont de grands mononucléaires dont le protoplasma renferme un assez grand nombre de granulations neutrophiles. Le nom *myélocytes* sert en général à désigner les myélocytes neutrophiles quand on n'y ajoute pas une autre épithète.

Le noyau est gros, central ou périphérique, peu coloré, pouvant lui-même renfermer quelques granulations neutrophiles entourées d'une petite zone claire ; ce noyau est rond, ovale ou réniforme, parfois dentelé sur les bords.

Le protoplasma, souvent fort large, à contours nets, renferme, et en aussi grande abondance, des granulations identiques à celles décrites plus haut dans le protoplasma des polynucléaires neutrophiles. Il se teint en rose clair par l'éosine.

La cellule a le diamètre d'un grand mononucléaire en général ; les plus petites ont le volume d'un mononucléaire moyen, mais les plus grandes peuvent acquérir des diamètres réellement gigantesques (planche III, 1, p. 106).

POLYNUCLÉAIRES ÉOSINOPHILES (ACIDOPHILES). — Ce sont les leucocytes polynucléaires, en général plus volumineux que les polynucléaires neutrophiles.

Leur protoplasma renferme des corpuscules, réfringents dans les préparations non colorées (granulations α d'Ehrlich), serrés les uns contre les autres et légèrement colorés en jaune.

Sur les préparations colorées, l'éosinophile apparaît plus distinct, ayant 8 μ à 9 μ de diamètre, avec de grosses granulations colorées fortement en rouge par l'éosine ou par la fuchsine *acide*, parfois si confluentes (chez le cheval, par exemple) qu'elles donnent au globule l'apparence classique d'une morula

PLANCHE II

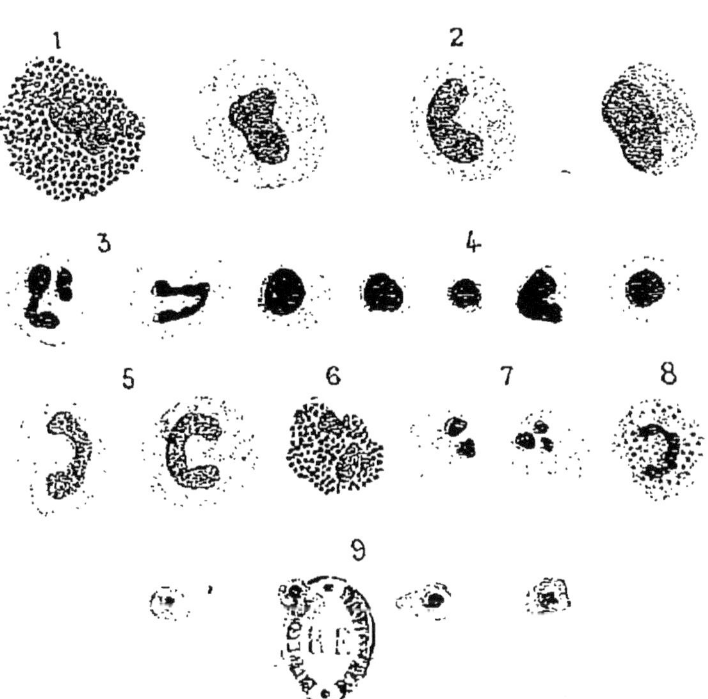

Coloration à l'hématoxyline, éosine-orange.

1. Myélocyte éosinophile.
2. Grands mononucléaires.
3. Polynucléaires.
4. Lymphocytes.
5. Formes de passage.
6. Polynucléaire éosinophile.
7. Polyn. en pycnose.
8. Pseudo-éosinophile.
9. Hématies nucléées.

et peuvent même alors masquer le noyau. Ces granulations sont arrondies, parfois légèrement ovoïdes (planches II, 6, p. 49 et III, 5, p. 106).

Le noyau est le plus souvent bilobé, d'autres fois trilobé, rarement quadrilobé et encore plus rarement (pour ne pas dire jamais) monolobé, dans le sang normal. Les contours de ce noyau sont réguliers, mais il se colore moins vivement que les noyaux des polynucléaires neutrophiles.

Parfois les granulations sont essaimées autour du noyau, le protoplasma ayant éclaté : cette morphologie n'est pas toujours due à un vice de préparation, mais paraît physiologique.

Il est prouvé que les granulations éosinophiles sont différentes des granulations iodophiles (Pieraccini).

Myélocytes éosinophiles. — Ce sont des éosinophiles monolobés. Ces myélocytes éosinophiles sont identiques aux myélocytes neutrophiles, avec cette différence capitale que les granulations sont acidophiles au lieu d'être amphophiles. A l'état normal, ils n'entrent pas en circulation et restent dans la moelle osseuse.

Polynucléaires pseudo-éosinophiles. — Chez le lapin et le cobaye, Ehrlich et Kurloff ont trouvé des leucocytes analogues au polynucléaire acidophile de l'homme, mais dont la granulation diffère (granulation β E).

Cette granulation est plus petite, moins réfringente

que la granulation α. Comme celle-ci, il est vrai, elle est insoluble dans l'alcool, l'eau, l'éther, le chloroforme, l'ammoniaque, la térébenthine ; comme elle, elle se colore en jaune pâle par la solution iodo-odurée, mais, contrairement à elle, elle est soluble dans l'acide acétique ; enfin, elle est plus éosinophile qu'orangeophile, plus indulinophile qu'éosinophile, caractères opposés à ceux de la granulation α.

En réalité (Dominici), cette granulation β E est amphophile.

Faux éosinophiles. — Il arrive parfois que les leucocytes *polynucléaires*, par des colorations intensives ou par les colorations ordinaires, prennent une teinte rouge très accentuée avec, dans leur protoplasma, des points plus fortement colorés et des endroits incolores. On peut appeler ces éléments *faux éosinophiles*.

Leur noyau est polylobé plutôt que bilobé ; il se colore fortement par les couleurs basiques. Le protoplasma est uniformément coloré en rouge par l'éosine, sans que l'on puisse distinguer des parties plus brillantes ou plus réfringentes ; quelquefois seulement, il y a quelques espaces vides vaguement teintés en rose ou un piqueté coloré, mais il y a loin de là à la grosse granulation acidophile, si nette.

Il existe aussi des faux éosinophiles *mononucléaires*, surtout parmi les mononucléaires moyens qui prennent une teinte rouge parfois très accusée ; il suffit de connaître la possibilité d'une erreur pour l'éviter.

V. Audibert, *Le globule éosinophile du sang* (*Presse méd.*, 1902, p. 1035).

Polynucléaires basophiles. Mastzellen d'Ehrlich. — Leur réactif presque pathognomonique est la thionine, ou encore le Unna ou le bleu de méthylène.

Ce sont des polynucléaires de moyen volume ayant 8 à 12 μ de diamètre, à noyau polymorphe bleu pâle, renfermant ou non quelques granules chromatiques. Le protoplasma est violacé avec des granulations rougeâtres très fines, moyennes ou grosses (granulations γ), dispersées ou serrées (planche III, p. 106).

Les caractères de ces éléments sont la basophilie et la métachromatie de leurs granulations.

Levaditi distingue :

1° *Des Mastzellen à granulations irrégulières* (homme, singe, lapin) : granulations irrégulières, inégales, non confluentes, avec, entre elles, des espaces clairs. Chez le singe, l'irrégularité des granulations est moindre que chez l'homme et le lapin.

2° *Des Mastzellen à granulations ovoïdes* (cobaye) : granulations ovoïdes entourées pour la plupart d'une vacuole claire ; ces granulations sont plus volumineuses que celles des éosinophiles et peuvent être colorées, bien que basophiles, par le mélange triacide. Ces Mastzellen correspondent aux cellules *nigrosinophiles* de Kurloff.

3º *Des Mastzellen à granulations rondes* (rat, souris, caïman, salamandre) : chez le rat et la souris, les granulations sont égales, si abondantes qu'elles peuvent masquer le noyau ; néanmoins, à la place de ce noyau, on voit souvent une tache claire, à contours irréguliers.

C. Levaditi, *Contrib. à l'étude des Mastzellen.* Thèse de Paris, 1902, nº 183. — G. Delamare, *Tr. d'anat. humaine* de Poirier-Charpy. Paris, 1902, t. II, p. 1108.

Myélocytes basophiles. — Ce que nous avons dit s'applique aux myélocytes basophiles de Denys, appelés aussi *myélocytes à type de Mastzellen,* avec cette différence que le noyau est unique.

Plasmazellen. — Ce sont des cellules mononucléaires, ovales, de 15 à 20 μ de diamètre en général, à noyau excentrique de 7 à 8 μ formé de grains radiés. Le protoplasma est granuleux et rougeâtre par la thionine et les bleus, le noyau vivement coloré en bleu sombre (planche III, ii, 3, p. 106).

Cellules de Turk. — Éléments du volume des lymphocytes moyens, mis en évidence par la thionine et les bleus ; le noyau est alors bleu clair avec quelques granules foncés, le protoplasma bleu sombre (lilas par l'hématoxyline). Le noyau est presque toujours unique (planche III, ii, 4).

Leredde et Bezançon, *Princ. f. cellul. des tissus conjonct. et du sang (Presse méd.,* 1898, p. 305). — Ruthon, *Ann. méd.-chir. du Centre,* 1903, p. 3 et 62.

**Observations relatives à l'examen des prépara-
tions de leucocytes. Numération des variétés.** —
On emploie l'immersion à l'huile de cèdre avec l'objectif 1/12 sans lamelle, en déposant directement
l'huile sur la préparation colorée et séchée après
lavage ou passage à l'alcool absolu et au xylol, suivant la méthode employée.

Si l'on emploie l'objectif à sec 12, qui est excellent,
on monte au baume de Canada au xylol et l'on
recouvre d'une lamelle ordinaire.

Si la préparation de sang est faite sur lamelle,
dans les deux cas, monter au baume sur lame.

Dans les deux cas on se sert de l'éclairage Abbé,
en diaphragmant très peu avec le diaphragme iris,
et de l'oculaire 2 ou 4.

On ne confondra pas avec des hématies nucléées
certains leucocytes en pycnose (planche II, 7) ; on ne
les voit guère dans les préparations bien faites de
sang, mais parfois dans les préparations cytologiques
de sérosités ou d'épanchements, car alors le liquide
peut être non isotonique et déterminer de la chromatolyse des noyaux.

Pour le pourcentage des espèces, pratiqué en
vue de l'établissement de la formule leucocytaire
dans un cas donné, il est extrèmement avantageux
d'adapter sur la platine du microscope un petit
chariot porte-lame, mobile dans le sens antéro-pos-
térieur et dans le sens latéral, au moyen de molettes
de rappel.

Dans ce pourcentage, on peut compter sépérament : éléments mononucléés (lymphocytes et mononucléaires), polynucléaires, éosinophiles; il est préférable de compter séparément : polynucléaires, lymphocytes, grands mononucléaires, éosinophiles. Les Mastzellen, les différentes espèces de myélocytes, les plasmazellen, les cellules de Turk doivent, lorsqu'elles existent, être comptées séparément.

Il faut compter au moins 300 leucocytes avant d'établir un pourcentage; si l'on dispose d'assez de préparations, en compter 500.

On déplace régulièrement la préparation dans ses divers sens en évitant les zones peu distinctes, mal fixées ou colorées; au fur et à mesure qu'on voit un leucocyte, on l'inscrit, dans la colonne relative à son espèce que l'on a inscrite auparavant sur un papier, en traçant un bâton à l'encre ou au crayon.

Le tableau suivant indique que l'on a trouvé au début de la numération : 6 polynucléaires neutrophiles, 2 lymphocytes, 1 grand mononucléaire et 1 polynucléaire éosinophile, etc.

Polyn.	Lymph.	Grds mono.	Éosin.
IIIIII	II	I	I

Supposons un cas d'anémie splénique où l'on ait compté 300 leucocytes divers; on s'arrête alors et l'on additionne chaque colonne renfermant les éléments de la même variété; on aura, par exemple, en procédant ainsi :

```
Polyn. neutroph........................    192
Lympho.................................     13,5
Grds mono..............................     75
Myélocytes neutroph....................     10,5
Polyn. éosinoph........................      9
                           Total....    300 leuc.
```

La formule leucocytaire est donc, pour 100 leucocytes, en divisant chaque chiffre trouvé par 3 :

```
Polyn. neutroph........................    64
Lympho ................................     4,5
Grds mono..............................    25
Myélocytes neutroph....................     3,5
Polyn. éosinoph........................     3
                           Total.....    100
```

Quant aux hématies nucléées, on les compte en dehors des leucocytes : par exemple, si, dans le cas précédent, en comptant 300 leucocytes on a trouvé 12 hématies nucléées, on ajoutera : 4 p. 100 d'hématies nucléées, en détaillant, si l'on veut, leur caractère (par exemple : 1 mégaloblaste et 3 normoblastes p. 100).

Réaction iodophile des leucocytes. Glycogène. — Fixation par la chaleur ou, mieux, par l'alcool absolu.

On peut alors mettre pendant vingt-quatre heures la préparation, une fois séchée *sans lavage à l'eau* (qui dissout le glycogène) et *sans coloration préalable*, dans une boîte hermétiquement close renfermant plusieurs cristaux d'iode métalloïde.

Ou, plus simplement, on se sert d'une des deux formules de gomme iodée suivantes :

Solut. aqueuse très sirupeuse de gomme
    arabique lavée (solut. faite à froid)'.. 200 cc.
Solut. (iode, 1 gr. — Iodure de potas-
    sium, 10 gr. — Eau dist., 30 gr.).... 30 cc.

(Formule de Brault.)

ou encore :

Iode sublimé.......... .... 1 gr.
Iodure de potassium................. 3 —
Eau distillée........................ 100 cc.
Gomme arabique lavée : autant qu'il
    s'en peut dissoudre.

(Formule de Goldberger et Weiss.)

On met sur la préparation une goutte de gomme iodée ; on attend dix à quinze minutes, puis on place une lamelle en pressant sur elle, pour éviter qu'il se forme une couche de gomme trop épaisse entre la lame et la lamelle. Examiner à l'immersion ou au 12 sec (ocul. 4 ou 6). *Pas d'éclairage intense.*

Si l'on a employé les vapeurs d'iode, on monte la préparation dans une solution sirupeuse de sac-charose ou de lévulose, entre lame et lamelle, et l'on borde à la paraffine avec un fil de fer chauffé.

On voit alors parfois dans le protoplasma de rares leucocytes, polynucléaires surtout, quelques fines granulations brun rouge ; parfois quelques granu-lations semblables sont extracellulaires, mais ce fait est exceptionnel. Parfois, enfin, le protoplasma de certains leucocytes se teint en brun rouge d'une façon diffuse, le noyau restant incolore (planche III).

Ehrlich, qui a en 1883 appelé l'attention sur ce phénomène, a montré que cette coloration était due à la présence de glycogène, opinion confirmée par Pacchioni, Tarchetti, etc.

Il ne s'agit ni de substance amyloïde, comme l'a soutenu Czerny, ni de granulations éosinophiles qui donneraient la coloration brune par l'iode, comme l'a soutenu Biffi : cette dernière opinion a été réfutée par Pieraccini et Tarchetti.

G. PIERACCINI, *Lo Sperimentale*, 1902, p. 641. — TAR-CHETTI, *Gazz. degli ospedali*, 1903, p. 496. — SALMON, Thèse de Paris, 1899, n° 332. — LOEPER, *Arch. de méd. expér.*, 1902, p. 576.

Généralités sur les leucocytes. — Sans entrer dans des considérations sur l'origine et la genèse des leucocytes et de leurs granulations, nous ne pouvons cependant omettre de rappeler d'une façon succincte qu'il faut considérer le noyau arrondi comme étant la caractéristique la plus précise de l'état jeune de la cellule et le noyau polymorphe comme indice de sa maturité avancée ; il y a une profonde séparation entre la série lymphatique représentée par le lymphocyte et la série médullaire représentée par le leucocyte granulé. Les ganglions et la rate sont les seuls générateurs des lymphocytes, la moelle osseuse engendrant les leucocytes granulés. La leucocytose est passive (lymphocytose) ou active (leucocytes granulés), le leucocyte granulé étant par excellence générateur de la matière bactéricide.

Dans la moelle osseuse, deux mécanismes président à la cytogenèse des granulations : l'apparition de ces dernières au sein d'un protoplasma non différencié, et la transmission de ces granulations d'une cellule mère, divisée par caryocinèse, à ses cellules filles. La pénétration des leucocytes granulés adultes (polynucléaires), en réserve dans la moelle, dans le sang, réside dans l'intervention des agents chimiotaxiques circulant dans les humeurs.

L'accord est loin d'être fait au sujet des granulations leucocytaires : tandis qu'au début on était unanime, à l'exemple d'Ehrlich et Lazarus, à les croire spécifiques, il semble qu'il y ait actuellement une tendance à établir une identité entre les granulations β (amphophiles) et les ε (neutrophiles). D'autres croient à l'existence d'une seule granulation évoluant de basophile en neutrophile (ou amphophile), puis en éosinophile.

Pappenheim, *Abstamung und Entstehung der rothen Blutzellen* (*Virchow's Archiv*, 1898, Bd. CLI). — Mezincescu, *Arch. de méd. expér.*, 1902, p. 562. — Marino, *Ann. de l'Inst. Pasteur*, 1903, p. 357. — Levaditi, *Le leucocyte et ses granulations.* Paris, 1903.

Formule sanguine normale. — On trouve chez l'homme :

Globules rouges. — 4 500 000 à 5 000 000 par millimètre cube, suivant l'âge, le sexe, etc.

Plaquettes. — Suivant les auteurs, on trouve de 200 000 à 400 000 plaquettes par millimètre cube, chez l'adulte.

Hémoglobine. — 0,75 à 0,80 (75-80 p. 100).

Globules blancs. — Autour de 7 500 par millimètre cube (6 à 11 000).

Polynucléaires neutrophiles. — 66 à 70 p. 100 leucocytes, un peu moins chez l'enfant, un peu plus chez le vieillard.

Lymphocytes (petits et moyens). — 25 à 30 p. 100 : un peu plus chez l'enfant (40-45).

Grands mononucléaires. — 4 à 6 p. 100.

Polynucléaires éosinophiles. — 1 à 3 p. 100 (2-5 chez l'enfant).

Mastzellen polynucléaires. — 0 à 0,5 p. 100.

Formes de passage. — 0 à 2 p. 100.

REMARQUES. — A l'état frais, à part quelques globules rouges mûriformes et isolés, il n'y a pas de déformations ; la coloration des hématies est égale.

Il n'y a ni hématies nucléées, ni corpuscules de Poggi (ou quelques très rares unités), ni myélocytes, plasmazellen, cellules de Turk.

Si l'on compte comme mononucléaires les grands mono et les grands et moyens lymphocytes, on trouve 30-40 p. 100 en moyenne, et seulement 2-6 p. 100 de petits lymphocytes. Quant aux polynucléaires, les auteurs allemands et quelques auteurs italiens en

fixent la moyenne à 72 p. 100 (Ehrlich) et les éosinophiles à 5-6 p. 100 chez l'adulte.

Les leucocytes sont plus nombreux aux deux
extrémités et sur les côtés de l'étalement sanguin.

Isotonie normale = 0,38 à 0,40 p. 100 en moyenne ;
densité moyenne du sang = 1056 à 1059.

Variations physiologiques. — Nous ne parlerons
pas de l'*hémoglobine* qui suit toujours, dans les cas
suivants, les variations des hématies.

Les *hématies* augmentent par le refroidissement,
dans l'air raréfié, sur les hautes altitudes (ballons,
montagnes), sous l'influence du jeûne et de l'inanition, pendant la menstruation (dans ce dernier cas
l'hémoglobine diminue).

Les globules rouges diminuent dans l'air com-
primé, par la chaleur, sous l'influence de la digestion, des purgatifs, de la saignée.

Les *plaquettes* augmentent pendant la digestion ;
elles restent au taux normal dans l'inanition.

Les *leucocytes* augmentent sous l'influence des
préparations thyroïdiennes (mononucléaires et lymphocytes), de la pilocarpine (lymphocytes) comme
l'a montré Sabrazès, de la digitale (Gazza), de la
digestion (mononucléaires et lymphocytes) ; dans ce
dernier cas, d'après Japha, l'influence de la digestion
a été exagérée, et, en fait, les leucocytes varient au
cours de la journée et s'élèvent vers le milieu du
jour, sans relation avec les repas.

Les inflammations locales, les traumatismes (pi-

qûres antérieures), les salicylates, la phénacétine,
l'antipyrine (Edelstein), l'alcool, les bains froids, les
sérums thérapeutiques augmentent aussi le nombre
des leucocytes.

Ceux-ci diminuent sous l'influence des injections
hypodermiques ou intraveineuses salées, des bains
salés (A. Claisse), de l'alcoolisme chronique, de la
saignée, de la quinine (Maurel), de la morphine, de
l'éther, du mercure.

GILBERT et LION, *Arch. gén. de méd.*, 1884, p. 583, etc.

III. — HÉMATOLOGIE CLINIQUE

1. — ADÉNIE.

Nous désignons sous ce nom la lymphadénie lymphatique aleucémique.

Le nombre des *hématies* est bien variable : on
trouve un degré d'anémie compris entre les chiffres
extrêmes de 3 420 000 et 1 000 000 de globules
rouges.

Il n'y a pas de leucocytose vraie, parfois même
leucopénie ; en effet, on a de 2 300 à 11 000 *globule
blancs.*

Les polynucléaires sont diminués, variant de 20,
43 à 32,5 p. 100. Ce sont les grands mononucléaires
(4,77 à 20) et surtout les lymphocytes (63,93 à 66,3)
qui sont augmentés. Les polynucléaires éosinophiles
varient de 0 à 1,2.

2. — ADÉNOPATHIE LYMPHO-SARCOMATEUSE.

On trouve une formule analogue à celle de l'adénopathie tuberculeuse, quant à la teneur en *leucocytes*, mais les polynucléaires sont en général plus nombreux, au nombre de 75 à 80 p. 100. On trouve 17,6 à 23,5 éléments mononucléés, et 1,5 à 2,1 éosinophiles. En somme (Weil et Clerc), on peut dire que l'état du sang ne diffère pour ainsi dire pas de l'adénopathie tuberculeuse.

3. — ADÉNOPATHIE TRACHÉO-BRONCHIQUE.

Le taux des leucocytes ne dépasse pas 15 000 en règle générale.

Il y a augmentation des mononucléaires et surtout des lymphocytes et moyens mononucléaires.

4. — ADÉNOPATHIE TUBERCULEUSE.

Il en est comme de l'adénie en ce qui concerne le nombre des *leucocytes*, bien qu'en général ces derniers soient un peu plus nombreux ; il peut même y avoir leucocytose : on trouve de 10 520 à 28 730 éléments blancs par millimètre cube.

La formule leucocytaire est un peu différente : on a 57,5 à 78,5 de polynucléaires, 65 à 90 éléments mononucléés, enfin les polynucléaires éosinophiles varient entre 0 et 2.

Les *globules rouges* ont un taux moins abaissé que dans l'adénie.

5. — ASPHYXIE.

Que l'asphyxie relève d'une cause quelconque, il y a élévation du nombre des *hématies*, dont le diamètre augmente un peu relativement aux chiffres normaux.

L'*hémoglobine* s'élève parallèlement.

Les *leucocytes* voient leur taux augmenter également d'une façon proportionnelle, la concentration des éléments du sang étant mécanique et portant sur la masse sanguine totale. .

6. — ASTHME.

Les polynucléaires neutrophiles s'abaissent pendant l'accès, pendant que les formes de passage augmentent, ainsi que les grands mononucléaires et les polynucléaires éosinophiles. Dans quelques cas on peut voir exceptionnellement quelques hématies nucléées (Lefas).

7. — ALCOOLISME CHRONIQUE.

Tout est normal ; ou bien encore on note une augmentation légère des polynucléaires neutrophiles et des grands mononucléaires, avec, concurremment, diminution des lymphocytes et diminution (parfois absence) des éosinophiles.

8. — ANÉMIES (Considérations sur les).

Le plus souvent la lésion du sang est caractérisée par une diminution du nombre des *globules rouges* (aglobulie ou, mieux, hypoglobulie, oligocythémie).

Mais le plus souvent il n'y a pas simplement hypo-globulie : les hématies elles-mêmes sont altérées, soit déformées (poikilocytose), atrophiées (microcy-thémie) ou géantes (macrocythémie) ; ces diverses altérations sont, en général, combinées chez l'ané-mique.

Les globules rouges sont inégalement chargés en hémoglobine et, de ce fait, se colorent avec des inten-sités et des tons variables (polychromatophilie). L'hémoglobine rapportée au p. 100 est diminuée.

Les différents degrés d'anémie ont été ainsi clas-sifiés par Hayem (Voy., pour la valeur de R et G, p. 21).

1ᵉʳ degré : anémie légère. — Les hématies sont saines ou peu altérées, ou encore altérées plus ou moins notablement.

Le nombre des hématies varie de 4 à 3 000 000 par millimètre cube.

$$R = 3 \text{ à } 1\,000\,000$$
$$G = 0,90\text{-}0,65$$

2ᵉ degré : anémie moyenne. — Les altérations globu-laires sont toujours notables ; les petits globules prédominent relativement. Il y a polychromato-philie.

On trouve comme précédemment de 4 à 3 000 000 d'hématies. Mais on a :

$$R = 3 \text{ à } 2\,000\,000$$
$$G = 0,80\text{-}0,30$$

3e degré : anémie intense. — Les hématies montrent des types surtout géants, ou encore surtout des petits globules.

La polychromatophilie est très nette.

On a de 3 000 000 à 800 000 globules rouges :

$$R = 2\,000\,000 \text{ à } 800\,000$$
$$G = 1 \text{ à } 0,20$$

4e degré : anémie extrême. — Les globules géants représentent 3 à 12 p. 100 des hématies; on peut trouver des formes monstrueuses (16 μ).

L'irrégularité des dimensions est frappante; de plus, nombre d'éléments sont plus ou moins décoloré⁻ et déformés.

Les hématies sont à 800 000 et au-dessous.

$$R = 800\,000$$
$$G = 1,70 \text{ à } 0,88$$

Dans toutes les anémies on trouve des *corpuscules de Poggi* (p. 41).

Dans l'anémie, les *plaquettes* subissent des fluctuations considérables et variables; en règle générale, elles sont moins nombreuses qu'à l'état normal et peuvent descendre au chiffre extrême de 50 000 par millimètre cube.

En règle générale, les *leucocytes* diminuent (leucopénie), et peuvent tomber à 2 à 3 000 par millimètre cube.

G. Hayem, *Du sang et de ses altérat. anat.* Paris, 1889.

4.

9. — ANÉMIE PERNICIEUSE.

Ce n'est pas une affection bien déterminée, mais plutôt un syndrome : rare dans la tuberculose et le cancer, la pseudo-leucémie, elle relève souvent de l'uncinariase ou ankylostomiase et de la bothriocéphalose ; ces dernières affections sont souvent méconnues quant à leur étiologie réelle : telle la chlorose d'Égypte due à l'ankylostome duodénal. On a pu observer l'anémie pernicieuse au cours des hémorroïdes, de la néphrite chronique, de grossesses répétées, de la dysenterie et de la diarrhée de Cochinchine ; Lefas, Elder l'ont vue dans des cas d'infection utérine très atténuée après l'accouchement. Il s'agit vraisemblablement dans tous ces cas d'hémorragies capillaires répétées.

Les *hématies* varient de 1 500 000 à 400 000 ; les chiffres les plus fréquents sont entre 900 000 et 700 000. On a, en général, de la poikilocytose et de la polychromatophilie, de l'inégalité de volume des hématies.

L'*hémoglobine* peut descendre jusqu'à 20 et même 10 p. 100, en général entre 40 et 25 p. 100.

Elle diminue parfois moins que ne le comporte le taux des globules rouges.

Il y a souvent leucopénie : les *leucocytes* varient de 7 000 à 550, en moyenne ils sont autour de 3 500. Les polynucléaires sont entre 11 et 78, le plus souvent au-dessous de la normale ; les lymphocytes de

19 à 62, le plus souvent dominant la formule ; les grands mononucléaires de 1,2 à 27. Les éosinophiles, souvent absents ou très diminués, oscillent entre 0 à 1,4 : ils sont parfois mononucléés (myélocytes). ·

Parfois on compte 1 à 3 p. 100 de myélocytes neutrophiles, et 0,50 à 6 p. 100 d'*hématies nucléées*.

Dans l'anémie pernicieuse, les altérations des globules rouges sont des plus intéressantes : elles ont surtout été étudiées par Quincke, Moraczewska, Birsch-Hirschfeld, Zenoni, etc. On observe de la polychromatophilie très accusée, des altérations dégénératives portant sur le noyau des globules rouges nucléés (œdème, gonflement du noyau, liquéfaction), que nous avons vus présents dans cette affection ; la chromatolyse du noyau peut aboutir à la transformation de ce dernier en petites masses chromatiques irrégulières ; d'autres fois le noyau est simplement déformé, en rosace ou atrophié.

De plus, c'est dans cette affection qu'on observe à un haut degré la poikilocytose avec formes géantes et naines (macrocytose et microcytose), et la présence d'un nombre considérable de corpuscules de Poggi (hématies basophiles) (Voy. p. 41).

HAYEM, *Du sang*, etc. Paris, 1889. — C. ZENONI, *Delle alter. degenerative degli eritroblasti nell' anemia pernic.* (*Il Policlinico* [sez. med]., 1898, p. 33). — SCOTT, *The Americ. Journ. of the med. Sc.*, 1903, p. 397. — ELDER, *Lancet*, 1903, p. 371. — LEFAS, *Clinica moderna*, 1903, p. 501.

10. — ANÉMIE SPLÉNIQUE PSEUDO-LEUCÉMIQUE.

Cette forme peut évoluer vers l'anémie splénique myélémique et même vers la leucémie.

Même dans des cas évidents, l'anémie peut être très légère ou absente : on peut trouver, dans certains cas, 5 200 000 hématies, et 750 d'hémoglobine.

En général, l'*anémie* est, dans tous les cas, modérée : nombreux sont les cas où l'on compte 3 420 000 globules rouges par millimètre cube, jamais moins de 2 100 000.

Rarement il y a poikilocytose.

L'*hémoglobine*, fait à retenir, est à un taux plus bas que ne le comporte le nombre des globules rouges. Osler, sur treize cas, a trouvé 470 comme chiffre de moyenne.

Quant aux *leucocytes*, à la période terminale, ou après des hémorragies profuses, ils peuvent être augmentés ; mais, en dehors de ces circonstances, il y a leucopénie : sur quatorze cas de Osler la moyenne des leucocytes était de 4 520 par millimètre cube, et même, si l'on excepte un cas hémorragique où l'on trouvait 12 500 globules blancs, la moyenne des treize cas restants était de 3 850 leucocytes.

Les polynucléaires sont diminués et les lymphocytes augmentés. On trouve un taux normal fort (4 à 6) d'éosinophiles, mais ils sont pauvres en granulations, et celles-ci sont pâles : les éosinophiles sont atypiques, petits. Il peut y avoir quelques myélocytes neutrophiles ou éosinophiles (Cozzolino).

Les *hématies nucléées* ne sont pas constantes, mais assez souvent présentes : elles sont, dans quelques cas, plus nombreuses que dans la leucémie ; elles montrent, très exceptionnellement, des figures de mitoses.

W. OSLER, *On splenic Anæmia* (*The Amer. J. of the med. Sc.*, 1902, p. 751). — O. COZZOLINO, *Il Policlinico* (sez. med.), 1903, p. 145. — Z. GUERRA, *Gazz. medica di Torino*, 1901, p. 641.

II. — ANÉMIE SPLÉNIQUE AVEC MYÉLÉMIE.

On peut se demander si cette forme ne rentre pas dans la leucémie myélogène, dont elle représenterait une forme atténuée.

Quoi qu'il en soit, les *globules rouges* sont diminués souvent : 4 600 000 à 245 000, en moyenne 3 000 000 à 1 800 000. La polychromatophilie est fréquente, la poikilocytose modérée, constante. Plaquettes au taux moyen.

Il existe 1 à 70 p. 100 leucocytes, d'*hématies nucléées* (en moyenne 5 à 7 p. 100); on a vu ces éléments, dans un cas (Jawein), atteindre le double du total des leucocytes. Ces hématies nucléées sont du type normoblastes et mégaloblastes, le premier en général étant plus fréquent.

Les *leucocytes* sont en quantité appréciable, entre 12 000 et 70 000 ; la moyenne est de 12 à 14 000 en général; on a vu rarement de la leucopénie (2 400 à 2 772 leucocytes), surtout à la fin de l'affection.

Il existe 1,5 à 29,26 myélocytes neutrophiles, en moyenne 3,5 à 15; les myélocytes éosinophiles sont rares, 0 à 0,5, le plus souvent absents. De même les myélocytes basophiles (0 à 1).

Les polynucléaires varient de 18 à 70, en moyenne entre 40 et 60; les éosinophiles polynucléaires manquent ou ne dépassent guère la forte normale (0 à 5,2). On a pu voir 0 à 0,66 polynucléaires basophiles (Mastzellen).

Les lymphocytes sont augmentés, ainsi que les grands mononucléaires : tantôt les premiers prennent le dessus (jusqu'à 59-75 p. 100), tantôt ce sont les seconds qui dominent (jusqu'à 25 p. 100).

On a trouvé 0 à 2,4 cellules de Turk.

P.-E. WEIL et CLERC, *De la splénomégalie chron. avec anémie et myél. (Arch. gén. de méd.*, 1902, p. 560).

12. — APPENDICITE AIGUË.

Les *globules rouges* sont normaux, parfois et rarement un peu augmentés de nombre, ceci dans les cas légers, car dans les cas graves on a pu trouver 3 500 000, même 2 800 000, et 2 000 000 enfin dans certaines formes toxiques. L'aspect de ces hématies est normal.

L'*hémoglobine*, un peu diminuée (70 à 50 p. 100) dans les cas moyens, l'est franchement dans les formes toxiques (50 à 40 p. 100).

Les *leucocytes* sont normaux dans les cas légers, normaux ou peu augmentés dans les formes toxiques.

Mais, dans les cas moyens, la leucocytose est la règle, de 14 200 à 58 500. La courbe de la leucocytose présente les caractères suivants : dans les cas où se forme un abcès, pendant les premiers jours leur nombre croît graduellement, se maintient élevé avec de légères oscillations, ou augmente même dans les jours suivants ; le taux de 25 000 leucocytes est en faveur de l'existence d'un abcès (en dehors d'autres complications) ; également un taux de 21 à 22 000 leucocytes persistant plusieurs jours. Le taux diminue parallèlement aux phénomènes inflammatoires. Dans le cas de péritonite diffuse survenant, le taux des leucocytes s'abaisse brusquement jusqu'à la normale et même au-dessous (Curschmann).

Les polynucléaires dominent toujours nettement dans la formule, cela dans les cas moyens ou suppurés ; les mononucléaires, au contraire, prennent une importance plus grande dans les cas légers.

Les éosinophiles, rares, sont souvent absents dans les formes toxiques.

13. — APPENDICITE CHRONIQUE.

Dans ce cadre rentre (Silhol) l'appendicite refroidie.

Les *hématies* varient de 4 500 000 à 3 800 000 sans que l'on puisse établir de moyenne.

L'*hémoglobine* est aux environs de la normale.

Le taux des *leucocytes* n'est pas élevé.

La formule leucocytaire montre une légère augmentation des éléments mononucléaires et souvent une augmentation de nombre des éosinophiles.

Stadler, *Mittheil. aus den Greuzg. d. med. u. Chir.*, Bd XI, H. III. — Silhol, *L'examen du sang en chir.*, etc. Thèse de Paris, 1903. — Loeper, *Bull. Soc. anat.*, 1901, p. 351. — Da Costa, *The clinical value of Blood exam. in Appendicite* (*Assoc. amér. de chirurgie*, 1901).

14. — CANCERS GASTRO-HÉPATIQUES.

Certains auteurs ont insisté sur la fréquence et le haut degré de la leucocytose dans les cancers gastro-hépatiques. Tout en renvoyant au chapitre où nous traitons de l'hématologie des tumeurs malignes, nous ferons remarquer que les recherches de Samele permettent d'établir que ni le nombre des globules blancs, ni la formule leucocytaire ne peuvent servir au point de vue du diagnostic des cancers gastro-hépatiques. Seule, une hyperleucocytose mononucléaire permet de supposer qu'il existe un néoplasme, sans pouvoir le rapporter plutôt à l'estomac ou au foie qu'à tout autre organe.

Une hyperleucocytose existant, accompagnée des signes cliniques de cancer gastro-hépatique, dépose en faveur d'une diffusion du processus néoplasique aux ganglions lymphatiques voisins (mésentériques et rétro-péritonéaux).

Il est vrai que l'ulcération du néoplasme peut produire une augmentation des leucocytes, comme toute ulcération gastrique du reste, mais cette augmentation est toujours légère.

La leucocytose digestive peut manquer dans les cancers de l'estomac, s'il existe des altérations accusées du chimisme ou de la motilité de l'organe ; elle existe dans les cancers hépatiques, pourvu que l'estomac soit en état de fonctions relativement satisfaisant. L'absence de ce phénomène physiologique révèle seulement une altération fonctionnelle gastrique, mais non une néoplasie de cet organe.

G. Bastogi, *Carcinomi gastro-epatici ed iperleucocitosi* (*Riv. crit. di clinica medica*, 1903, p. 410).

15. — CARDIOPATHIES.

Dans les cardiopathies acquises, spécialement l'insuffisance mitrale, avec sub-asystolie, on trouve un nombre de polynucléaires variant de 61 à 79 (en moyenne : 65-66) ; les lymphocytes sont entre 4 et 25 (en moyenne : 15-17). On trouve une augmentation des mononucléaires, 6 à 20 (en moyenne : 12-15), Les éosinophiles sont en général au chiffre normal. parfois absents, plus souvent diminués, ne dépassant guère 4 p. 100.

Les formes de passage sont assez nombreuses relativement.

Dans les cas d'asystolie extrême, avec œdèmes dyspnée, cyanose, on peut trouver 0,25 à 2 *hématies nucléées* normoblastes pour 100 leucocytes comptés (Lefas).

Lefas. — Hématologie et cytologie. 5

Dans les *malformations congénitales* du cœur (surtout le rétrécissement de l'artère pulmonaire), on a fréquemment de l'hyperglobulie rouge et quelques érythroblastes.

16. — CHARBON. PUSTULE MALIGNE.

Le seul intérêt que présente l'examen du sang consiste dans l'apparition de la bactéridie charbonneuse quelque temps avant la mort : sa recherche a donc une valeur pronostique.

Bacillus anthracis. — Colorer le sang étalé sur lame ou lamelle, après fixation par trois passages à la flamme, et pendant deux minutes par une solution obtenue en versant une dizaine de gouttes dans un verre de montre d'eau distillée d'une solution alcoolique ou aqueuse saturée de bleu de méthylène ou de violet de gentiane. Laver. Sécher. Baume. Objectif à immersion ou 12 sec. On voit des bâtonnets assez longs et gros, longs de 5 à 8 μ, larges de 1 μ, homogènes et vivement colorés ; ils sont droits, le plus souvent isolés, parfois articulés deux à deux, de longueur sensiblement égale dans le sang d'un même individu.

A l'immersion, avec éclairage Abbé en diminuant la lumière avec le diaphragme-iris, on peut les apercevoir et constater leur grande mobilité et leurs inflexions rapides (sang pur non coloré, examiné de suite).

17. — CHLOROSE.

Le sang pur peut être rutilant, bien que l'anémie soit intense (P. Bert).

Les *globules rouges*, beaucoup moins colorés qu'à l'état normal, sont de forme irrégulière et bizarre, inégaux de taille ; il y a poikilocytose, déformations en biscuit, navicelle, larmes bataviques, pommes de pin, parfois pseudopodes d'aspect pseudo-parasitaire et contractiles. On voit des globules nains souvent plus chargés en hémoglobine que les autres (microcytes de Vanlair et Masius), de 3 à 6 μ de diamètre, des globules géants (macrocytes) pouvant atteindre jusqu'à 12 à 15 μ de diamètre, enfin des hématies incolores dépourvues d'hémoglobine (corpuscules incolores de Norris) ; la polychromatophilie est toujours nette.

Le processus de *coagulation* est normal. Les *plaquettes* sont augmentées de nombre et de différentes formes.

Le taux de l'*hémoglobine* est abaissé, cela constamment ; c'est sur lui, bien plus que sur le nombre des globules rouges, que doit se baser le diagnostic du degré de la chlorose.

Le nombre des hématies varie de 4 000 000 à 936 360 par millimètre cube. Voici les degrés distingués par Hayem avec leur valeur et leur richesse globulaire moyennes (Voy. p. 21).

1° *Chlorose légère :*

$$N = 4\,000\,000.\; R = 3\,200\,000.\; G = 0,80.$$

2° *Chlorose moyenne :*

$$N = 4\,000\,000.\; R = 2\,700\,000.\; G = 0,65.$$

3° *Chlorose intense :*

$$N = 2\,700\,000.\; R = 1\,500\,000.\; G = 0,52.$$

4° *Chlorose extrême :*

$$N = 936\,360.\; R = 796\,756.\; G = 0,85.$$

Le nombre des leucocytes peut être augmenté ou diminué, variant de 3 658 à 9 920 par millimètre cube.

La formule leucocytaire est la suivante, d'après Gilbert et Weil : on trouve de 50 à 72 p. 100 de polynucléaires, 0,65 à 3,58 d'éosinophiles, le reste du pourcentage étant fourni par les éléments mononuclées.

Dans les cas avec leucopénie, les polynucléaires sont au-dessous de la normale (50 à 55); dans les cas ordinaires, ils sont plutôt un peu augmentés (68 à 72).

Les leucocytes sont souvent altérés dans la chlorose : ces altérations ont été étudiées par Gilbert et Weil, Hayem. Certains polynucléaires présentent une surcharge hémoglobique de leur protoplasma; leurs noyaux peuvent être profondément modifiés et irréguliers, en rosace, en trèfle à trois ou quatre feuilles, bifides ; on trouverait à peine 15-20 p. 100 de polynucléaires normaux.

Les éosinophiles montrent des grains rares ou irrégulièrement distribués : ils sont toujours poly-nucléaires, et plutôt volumineux.

Les grands mononucléaires sont peu modifiés : certains cependant sont d'une taille supérieure à la normale. Certains présentent de la surcharge hémo-globique.

On peut de plus trouver des éléments anormaux : certains leucocytes à noyau ovalaire assez coloré, autour duquel sont seulement quelques granula-tions acidophiles éparses ; d'autres noyaux nus, mal délimités, peu colorés ; enfin des cellules volumi-neuses à noyau pâle unique remplissant presque toute la cellule.

Hayem a observé parfois quelques *globules rouges à noyau* de la petite variété, à disque protoplas-mique exigu : leur présence est passagère.

Les *corpuscules de Poggi* sont toujours nombreux.

Hayem, *Du sang*. Paris, 1889. — Luzet, *La chlorose*. Paris. — Hayem, *Soc. Biol.*, 1899, p. 104. — Gilbert et Weil, *Soc. Biol.*, 1889, p. 73.

18. — CHOLÉRA ASIATIQUE.

En ce qui concerne les *hématies*, les statistiques montrent que les chiffres par millimètre cube va-rient de 8 000 000 à 5 000 000 dans la majorité des cas (chiffres extrêmes : 8 420 000 et 3 160 000). L'hémoglobine varie concurremment entre les chiffres extrêmes de 130 et de 70 p. 100. Ces faits sont dus aux spoliations séreuses produites par les crises diarrhéiques, entraînant de ce fait une concentration des éléments figurés du sang et, parallèlement, de l'hémoglobine.

Les *leucocytes* sont augmentés non seulement pour la raison précédente, mais également parce qu'il existe une véritable leucocytose cholérique. Les chiffres extrêmes sont 53 250 et 2 250, mais la moyenne est toujours en général, peut-on dire, supérieure à 13 500 par millimètre cube. Cette leucocytose habituelle a de l'importance pour le diagnostic du choléra d'avec les cas de diarrhée aiguë autres que le choléra.

Parfois on constate une proportion énorme de *lymphocytes* (23 à 26) dans le pourcentage leucocytaire ; mais ces cas correspondent à des observations de choléra sans leucocytose totale marquée (2 250 à 4 000) ; aussi cette constatation n'a pas de valeur diagnostique. Le plus souvent, en effet, les lymphocytes varient de 3,8 à 16,8 p. 100.

Les *grands mononucléaires* atteignent leur maximum dans les mêmes cas où les lymphocytes montrent leurs chiffres extrêmes : on peut alors avoir 22 à 37 p. 100 de ces éléments. Mais, dans les cas habituels, leurs variations oscillent de 7 à 21.

Les *polynucléaires* neutrophiles sont, en règle

générale, augmentés nettement, sans cependant que leurs chiffres maxima correspondent exactement aux faits de choléra avec leucocytose totale maxima. Leur moyenne est de 77 à 82, avec chiffres extrêmes de 38,8 et 88.

Enfin, les polynucléaires *éosinophiles* manquent dans un peu moins de la moitié des cas (10 fois sur les 23 cas de Rogers) ; leur moyenne dans les autres observations est de 0,4 p. 100 avec chiffres extrêmes de 0,2 et 1,8.

La valeur diagnostique et pronostique de l'examen hématologique, au cours du choléra asiatique, paraît grande : le chiffre bas des lymphocytes paraît en rapport avec les formes sévères.

L. ROGERS, *Note on the diagn. and pron. value of the Leucocyte variat. in asiatic Cholera* (*The Lancet*, 1902, II, p. 659).

19. — CIRRHOSES BILIAIRES.

Le taux numérique des *hématies* oscille entre 4 588 000 et 2 200 000 de globules, avec taux moyen de 3 400 000 hématies.

A l'état frais, il n'y a pas de déformations globulaires. L'*hémoglobine* varie de 60 à 90 p. 100 et marche parallèlement à la courbe des globules rouges.

Les *globules blancs* sont rarement augmentés : ils sont au taux moyen de 10 000 ; les chiffres ordinaires d'oscillation sont 9 000 et 15 000 éléments ; les chiffres extrêmes sont 5 200 et 16 500 leucocytes, et dus presque toujours à des complications, infectieuses ou hémorragiques, intercurrentes.

Les polynucléaires sont légèrement augmentés ; on en trouve en moyenne 75 p. 100 (59 à 90) ; les lymphocytes sont augmentés au détriment des grands mononucléaires : ils sont de 12 en moyenne (11,75 à 22), tandis que les mononucléaires offrent une moyenne de 10 p. 100 (9,50 à 18,30).

Les éosinophiles ont un taux habituel de 3 p. 100 (0,70 à 5).

Il est exceptionnel de rencontrer des Mastzellen.

La *coagulabilité* du sang, d'après Milian, serait retardée en général, et demanderait quarante à cinquante minutes.

P. LEREBOULLET, *Les cirrhoses biliaires.* Thèse Paris, 1902, n° 180. — G. MILIAN, *Le sang dans la cirrhose hyp. bil. de Hanot* (*Bull. Soc. anat.*, 1903, p. 13).

20. — COQUELUCHE.

Les recherches de Carrière montrent que, au début de la maladie, on compte de 10 à 15 000 *leucocytes*; à ce moment, les polynucléaires sont à une moyenne de 85 p. 100, les lymphocytes au nombre de 10, les mononucléaires au nombre de 25 ; enfin on trouve un taux moyen de 3 éosinophiles.

Au stade d'état, les globules blancs ont encore augmenté et chiffrent de 16 à 28 000. On compte 80-85 polynucléaires, 5-10 lymphocytes, 10 mono-

.nucléaires en moyenne, ainsi que 3 éosinophiles p. 100.

Enfin, à la convalescence de l'affection, la leucocytose est tombée avec 10 à 12 000 éléments blancs. Les moyennes sont de : 70 polynucléaires, 10 lymphocytes, 20 mononucléaires. A ce moment il y a éosinophilie avec 12-15 polynucléaires éosinophiles.

G. CARRIÈRE, *Le sang dans la coqueluche, etc. (Bull. Soc. Biol.*, 1902, p. 241).

21. — CYANOSE CHRONIQUE.

On trouve une hyperglobulie pouvant atteindre 6 000 000 et même jusqu'à 9 400 000 *hématies.*

Vaquez a observé dans ce cas l'augmentation de diamètre des globules rouges.

On a dit aussi que les *plaquettes* augmentaient de dimensions.

A moins de malformations cardiaques, on ne trouverait pas de globules rouges à noyau.

Bien que l'hyperglobulie soit fréquente, il existe d'assez nombreuses exceptions.

G. HAYEM, *Méd. moderne*, 1895, p. 397. — MAC KEEN, *Boston med. Journ.*, 20 juin 1901. — CALABRESE, *Gazz. internaz. di medicina*, 1903, n° 14.

22. — DÉMENCES.

En général, le sang est normal dans les démences ; cependant, on a signalé dans la *démence précoce* une augmentation assez nette des éosinophiles. Voy. *Alcoolisme chronique* (p. 62) et *Paralysie générale* (p. 123).

Dide et Chénais, *Ann. médico-psychol.*, 1902.

23. — DIPHTÉRIE.

Les auteurs ne sont pas d'accord sur le taux des *hématies* : les uns ont trouvé un chiffre normal ou voisin de la normale, entre 4 300 000 et 4 700 000 ; d'autres ont trouvé une augmentation parfois notable, allant en moyenne à 5 500 000 au début de la maladie (Bize). D'autres enfin ont trouvé une hypoglobulie notable ou légère. Paris trouve une moyenne de 4 700 000 au début de l'affection.

L'hémoglobine est normale, plus souvent diminuée.

Le traitement sérothérapique diminue passagèrement les hématies, qui remontent et peuvent même ensuite dépasser le chiffre noté avant l'injection. Après les diphtéries graves, les malades présentent en général quelque temps un chiffre supérieur à la normale.

Les *leucocytes* sont augmentés, jusqu'à 30 000 et même (?) 100 000 (Smianotto Ettore). En général (Paris), la leucocytose est modérée, de 12 000 à 20 000 avec une moyenne autour de 17 500. Exceptionnellement, on ne trouve que 8 à 10 000 globules blancs.

Les injections de sérum déterminent (Bize) chez

les sujets présentant de la leucocytose, une diminution des leucocytes cinq heures après ; s'il y a diminution des leucocytes, on note au contraire,
sept heures après, une augmentation de ces éléments, qui restent au taux normal dix heures après
l'injection s'il n'y avait pas leucocytose ; selon qu'il
y a hypoleucocytose, hyperleucocytose ou taux leucocytaire normal avant l'injection, le sérum anti-
diphtérique augmente donc, diminue ou ne modifie
pas le nombre des leucocytes.

La formule leucocytaire, au début de l'affection,
montre en moyenne 73,4 polynucléaires, 29,3 d'éléments mononucléés, 0,45 d'éosinophiles, 0,20 de
Mastzellen et 0,04 de cellules de Turk. En réalité, les
éosinophiles sont souvent absents (chiffres extrêmes :
0 et 4,1), les Mastzellen également (chiffres extrêmes :
0 et 1,1). Le maximum est de 91 pour les polynucléaires, et de 39,2 pour les éléments mononucléés.
Les cellules de Turk souvent sont absentes (chiffres
extrêmes : 0 et 0,4).

Après les injections de sérum, les cellules de Turk
sont plus fréquentes et peuvent atteindre 0,7 p. 100 ;
les polynucléaires diminuent de nombre presque
toujours, les éléments mononucléaires restant sta-
tionnaires.

On a signalé l'augmentation de la *réaction iodophile* dans les leucocytes.

A. Paris, *Contr. à l'ét. des modif. sang. chez l'enf.
diphtér.*, etc. Thèse Paris, 1903.

24. — ÉCLAMPSIE PUERPÉRALE.

Les polynucléaires sont entre 73,7 et 87, les mononucléaires entre 0,5 et 3, les lymphocytes entre 7 et 22,8 ; il y a 0,5 à 2 de formes de passage.

Le seul point important est la forte diminution et souvent la disparition totale des *éosinophiles*, à l'approche de l'attaque ou pendant la durée de l'intoxication : on compte alors de 0 à 0,5 seulement de ces éléments, qui, l'affection terminée, réapparaissent au nombre de 1,2 à 6.

G. Pieraccini, *La morfol. del sangue nelle nefriti*. Firenze, 1901.

25. — ENTÉRITES AIGUËS.

Les *hématies* oscillent entre 3 280 000 et 7 420 000, cette dernière hyperglobulie étant due à la concentration du sang par suite du processus diarrhéique. L'*hémoglobine* varie de même.

Les *leucocytes*, pour la même raison, oscillent entre 3 750 et 20 500 par millimètre cube.

Les polynucléaires neutrophiles sont entre 58,6 et 93,8, les lymphocytes entre 4 et 32,8 ; les grands mononucléaires chiffrent entre 2,2 et 14,4 et les éosinophiles de 0 à 3,2 (ce dernier chiffre chez l'enfant).

Tout dépend, au point de vue de la formule, des caractères étiologiques de l'entérite et de l'état intérieur du sujet.

26. — *ÉPITHÉLIOMA PRIMITIF DE LA RATE.*

Sans entrer dans la discussion de la réalité de cette lésion splénique décrite par Gaucher, nous dirons qu'il y a anémie variable (3 500 000 à 1 300 000 *hématies*) : il y a peu de déformations appréciables.

L'*hémoglobine*, diminuée sensiblement, varie de 50 à 45 p. 100.

Les *leucocytes* sont le plus souvent aux environs de 23 000 par millimètre cube.

27. — *ÉRYSIPÈLE.*

D'après Rey, on observe les variations leuco-cytaires suivantes :

1° A la *phase d'incubation*, on n'a pas d'éléments suffisants pour les apprécier.

2° A la deuxième phase, *phase d'état*, on trouve une moyenne de 11 000 leucocytes.

Les polynucléaires sont de 90 p. 100 en moyenne, les lymphocytes de 8, les grands mononucléaires de 2, les polynucléaires éosinophiles sont absents. — En somme, il y a diminution globale des éléments mononucléés, portant surtout sur les lymphocytes, et augmentation du nombre des polynucléaires, avec disparition des éosinophiles.

3° A la *phase critique*, les moyennes sont de 9 000 leucocytes : 80 p. 100 polynucléaires ; 8 lym-phocytes ; 12 grands mononucléaires ; toujours pas d'éosinophiles. — Il y a donc relèvement du taux des grands mononucléaires aux dépens des polynucléaires.

4° Plus tard, les lymphocytes s'accroissent aux dépens des polynucléaires et des grands mononucléaires. Les éosinophiles réapparaissent. Les moyennes sont de : 6 000 leucocytes; 70 polynucléaires; 12 lymphocytes; 12 grands mononucléaires; 2 éosinophiles.

5° Enfin, très rapidement, l'équilibre normal se rétablit dans la formule hémo-leucocytaire : 67 polynucléaires, 18 lymphocytes; 8 grands mononucléaires; 5 éosinophiles (les éosinophiles restent quelques jours à un taux plutôt élevé).

E. REY, *Ét. clin. et expér. de la leucocytose dans l'érysipèle.* Thèse Paris, 1899.

28. — ÉRYTHÈMES.

Leredde a signalé dans les érythèmes (rubéolique, antipyrinique, polymorphe), l'urticaire, l'existence constante de cellules altérées leucocytaires, à noyau nu, ou de cellules mononucléaires à piqueté acidophile fin, ou de mononucléaires basophiles, ou bien encore de polynucléaires basophiles.

Il n'y a rien de bien particulier du côté du taux des *hématies* (souvent cependant diminuées aux environs de 3 400 000), ni du côté des *leucocytes*.

LEREDDE, *Soc. Biol.*, 1899, p. 83.

29. — FIÈVRE JAUNE.

Smith a récemment observé de petits corps allongés, présentant une extrémité arrondie, l'autre pointue et un petit nucléus central ; une vacuole se trouve à l'extrémité effilée.

Ces corps ne prennent pas le Gram et sont très difficiles à voir, étant donnée leur petitesse.

Ces corps se retrouvent dans l'estomac de moustiques tués trois jours après l'infection ; deux jours après ce stade, on les trouve dans la paroi stomacale et l'on peut, chez le moustique, étudier ses divers stades. Le cycle évolutif du parasite présente de grandes analogies avec celui de l'hématozoaire de la malaria.

J.-C. SMITH, *Discovery of yellow Fever germ* (*New Orleans Picayune*, 26 juill. 1903).

30 — FIÈVRE NAPOLITAINE ; FIÈVRE DE MALTE ; FIÈVRE ONDULANTE.

Le sang est peu modifié à tous les points de vue.

31. — FIÈVRE RÉCURRENTE.

Pendant l'accès, on peut trouver la spirille.

Spirilla Obermeieri. — Le sang étalé sur lame ou lamelle, fixé par trois passages à la flamme, est placé quelques secondes dans une solution aqueuse à 5 p. 100 d'acide acétique ; laver avec soin dans de l'eau à laquelle on ajoute quelques gouttes d'ammoniaque (Gunther). Colorer comme pour le bacille du charbon, de préférence avec le violet de gentiane. Les hématies sont incolores. Les spirilles ont de une à huit fois la longueur des hématies : ce sont des filaments très minces, incurvés dix à vingt fois sur eux-mêmes, mobiles et pâles dans le sang pur.

Dans l'intervalle des accès, on peut trouver de petits corps réfringents (spores ?) à la place des spirilles.

32. — FIÈVRE TYPHOÏDE.

La plupart du temps, les *hématies* sont bien conservées, de grandeur à peu près égale, quelques-unes un peu plus grandes, quelques-unes, plus nombreuses, inférieures de dimensions à la normale. Il n'y a pas de poikilocytose, ou seulement quelques très rares globules épineux.

Beaucoup d'hématies sont pâles, quelques-unes assez souvent incolores.

La tendance à former des piles à l'état pur est bien conservée.

Les globules rouges varient peu en nombre pendant le premier septénaire et l'on peut alors estimer leur taux entre 4 et 4 500 000 ; on en a vu cependant jusqu'à 5 900 000. Au second septénaire, le chiffre baisse et l'on a de 4 à 3 500 000 ; au troisième, le chiffre baisse encore : 3 500 000 à 2 120 000, le plus souvent un peu au-dessus de 3 000 000, mais dépassant peu ce chiffre. Enfin, aux quatrième et cinquième septénaires, la moyenne est de 3 500 000. La courbe thermique étant revenue à la normale, le chiffre moyen, pendant la première semaine d'apyrexie, reste ce qu'il était aux quatrième et cinquième septénaires, pour revenir à la normale peu à peu : la normale reparaît vers la cinquième ou sixième semaine d'apyrexie.

Il n'existe pas de *corpuscules bleus de Poggi*, ou dans tous les cas leur présence est extrêmement rare. Turk et Giudiceandrea n'ont jamais vu d'*hématies nucléées*, mais d'autres (Iez, Einhorn, Castellino, Picchi et Pieraccini, etc.) en ont trouvé dans la convalescence, dans la récidive, soit après une entérorragie et dans des cas très rares.

Quant aux *plaquettes*, dont Giudiceandrea a fait une longue étude dans l'iléo-typhus, celles-ci sont en nombre normal moyen ou fort peu diminué dans la première semaine ; dans la seconde, il est de règle qu'elles diminuent plus ou moins, et cette diminution va à 200 000 et 100 000 par millimètre cube, exceptionnellement, dans quelques cas, jusqu'à 41 000.

Quand commence la défervescence, les plaquettes augmentent et finalement peuvent atteindre jusqu'au double de la moyenne normale, mais en moyenne oscillent autour de 500 000.

L'*hémoglobine* diminue dans la typhoïde d'une façon constante, mais peu marquée : dans la période fébrile, les chiffres extrêmes sont de 65 et 48 p. 100;

pendant la défervescence, elle se relève, mais ne dépasse pas 72 p. 100 ; enfin, dans l'apyrexie, on trouve une quantité d'hémoglobine comprise entre 78 et 60 p. 100. Le taux de l'hémoglobine n'est pas parallèle à celui des hématies (Picchi et Pieraccini).

En ce qui concerne les *leucocytes*, disons que, assez fréquemment, on verrait quelques-uns de ces éléments dont le protoplasma donne la *réaction iodophile* d'une façon diffuse, ou encore présente des granulations très fines dont quelques-unes pourraient occuper le noyau.

Les globules blancs diminuent dès la première semaine ; cette diminution continue pendant le deuxième et surtout le troisième septénaire. Les chiffres extrêmes trouvés ont été 10 010 et 1 559. On peut estimer à 4 000 la moyenne autour de laquelle oscille le nombre des leucocytes en pleine période d'état, dans la majorité des cas, tandis qu'à la première période la moyenne est encore de 6 000 environ dans les premiers jours.

Les polynucléaires restent au taux normal plutôt un peu fort (70 à 65), mais augmentent en général (85 et plus) pendant la première semaine ; au deuxième septénaire, la moyenne reste au-dessus de la normale ou à la normale. La diminution est assez rapide au troisième, où le chiffre parfois peut descendre au-dessous de 50. L'abaissement peut se continuer au début de la quatrième semaine et atteindre 29, 41, mais le plus souvent le chiffre se relève et oscille entre 45 et 65.

Les lymphocytes sont en raison inverse ; ils augmentent au début de la défervescence et dans le début de la période apyrétique : 41,05 à 12,01. Au début, ils sont diminués (moyenne de 17, 8).

Les grands mononucléaires diminuent au début (première semaine), 1,87 à 2, puis augmentent jusqu'à devenir supérieurs à 30 aux deuxième et troisième septénaires.

Les formes de passage sont rares : 1,87 à 2,73.

Les éléments basophiles (*Mastzellen*) sont rares pour certains auteurs ; pour d'autres, leur nombre, variable, oscille entre 0 et 6,15.

Quant aux éosinophiles, ils diminuent notablement dans les cas légers et dans les cas graves, toxiques, disparaissent souvent complètement pendant la période d'ascension ; ils sont très rares dans la période d'état. Les chiffres extrêmes sont 0 et 3,77, le plus souvent inférieurs à l'unité.

Picchi et Pieraccini, *L'ematologia nell' ileo-tifo* (*Lo Sperimentale*, 1901, p. 5). — V. Giudiceandrea, *L'ematologia nella febbre tifoide.* Roma, 1903.

Séro-réaction de Grüber-Widal. — Se procurer une culture en bouillon de bacille d'Eberth, culture âgée de trente-six à quarante-huit heures. Vérifier au microscope (obj. 7 ou 8) l'existence des bacilles dans une goutte de cette culture puisée avec une pipette effilée et déposée entre lame et lamelle (fig. 8) ; il ne doit pas y avoir d'amas bactériens nets. Il est bon, pour la recherche, d'abaisser avec précaution l'objectif et de s'éclairer un peu obliquement (pas d'éclairage Abbé). Puiser une ou deux gouttes de

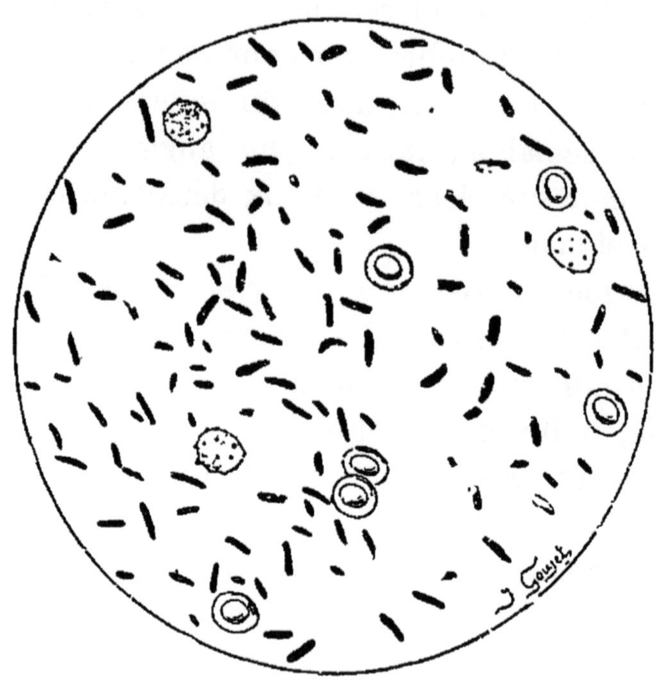

Fig. 8. — Préparation d'une culture jeune, en bouillon, de bacilles d'Eberth additionnée de un dixième de sang non typhique, séro-réaction négative (Paul Courmont).

sang dans une pipette d'hématimètre ou une pipette effilée. Dans un verre de montre contenant 10 gouttes de culture, laisser tomber une goutte de sang, remuer avec une aiguille; déposer une goutte du mélange entre lame et lamelle. Au microscope, les globules sanguins facilitent la mise au point; les

amas doivent être volumineux et nombreux (fig. 11)
pour que la réaction soit positive. Pour lever tous
les doutes, la réaction doit être positive à 1/50, c'est-

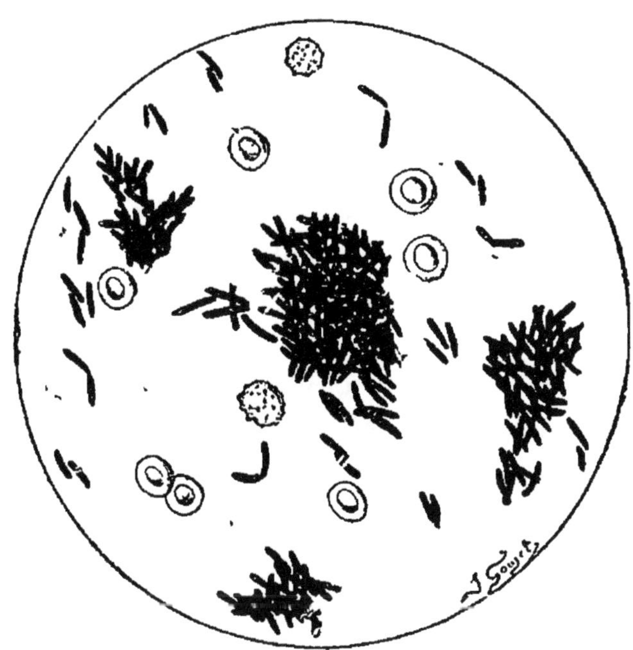

Fig. 9. — Culture jeune, en bouillon, de bacilles
d'Eberth, additionnée de un dixième de sang de
typhique, séro-réaction positive (Paul Courmont).

à-dire à raison de 50 gouttes de culture pour une
goutte de sang.

Si l'on ne peut faire l'examen immédiatement,
prélever 1 centimètre cube de sang dans une pipette
effilée ; la fermer à la lampe ; prendre une goutte
du sérum ou de la partie liquide du sang au moment
de pratiquer l'examen. Ou bien, à la rigueur, recueillir

le sang sur du papier buvard blanc et faire macérer
une heure ce papier dans quelques gouttes d'eau qui
servira à la place de sérum (Widal).

33. — FILARIOSE. ÉLÉPHANTIASIS.

FILARIA NOCTURNA. — *Technique spéciale.* — La
piqûre sera faite *tard dans la soirée.* On recueille une
goutte de sang sur chaque lame ; on répand le sang
à l'aide d'une aiguille à dissocier de façon à former
une couche mince de 2 à 3 centimètres carrés. Laisser
sécher à l'abri de la poussière, puis conserver à
sec.

Quand on voudra se servir de ces lames, on les
trempera sans fixation dans une solution de fuchsine
(3 ou 4 gouttes d'une solution alcoolique saturée de
fuchsine *basique* pour 30 grammes d'eau distillée);
au bout d'une heure, on les retire et on les examine
alors après avoir posé une goutte d'eau sur la préparation recouverte d'une lamelle. S'il y a surcoloration,
enlever la lamelle et décolorer dans un peu d'eau
contenant quelques gouttes d'acide acétique ; laver
ensuite à l'eau. Les préparations ainsi faites ne se
conservent pas, car elles ne sont pas fixées.

Ou bien fixer à l'alcool absolu la préparation et
colorer trente secondes par le bleu de méthylène
boraté (Voy. p. 30), en décolorant s'il le faut et en
montant comme précédemment.

Obj. 2 ; ocul. 2 ou 3. Éclairage modéré avec
diaphragme moyen. Pour les préparations à conserver,

fixer et colorer ensuite à l'hématoxyline-éosine ; sécher ; baume ; lamelle.

Caractères du parasite. — Petit ver long de un tiers de millimètre (125-300 µ), large de 7 à 11 µ (diamètre d'une hématie en général). Il est entouré d'une gaine présentant une zone brillante triangulaire en V dans son cinquième postérieur et une tache caudale très petite.

P. Manson, *Mal. des pays chauds.* Paris, 1904, trad. franç., p. 541.

Hématologie. — Des études hématologiques sur l'éléphantiasis on peut conclure que les *hématies* sont au taux normal, diminuées ou augmentées, variant de 3 620 000 à 6 000 000. L'*hémoglobine* varie nécessairement de ce fait.

A l'état frais, on a dans certains cas des granulations graisseuses libres dans le plasma sanguin.

Les *globules blancs* sont situés en général entre les chiffres de 3 500 et 13 500.

Les polynucléaires sont en général diminués, variant de 29 à 60,5 ; les lymphocytes sont entre 10,66 et 51 ; les grands mononucléaires sont entre 0,20 et 5,66.

Quant aux éosinophiles, leur augmentation a été vue par Remlinger (70 p. 100), Vaquez et Clerc (7,5), Sicard (10-12), Tribondeau (3,5-19,40).

En somme, il y a mononucléose et éosinophilie le plus souvent.

On peut voir parfois des mononucléaires dégénérés.

Si l'on prend le sang au niveau des régions éléphan-tiasiques, on ne trouve pas de différence sensible et les éosinophiles ne sont pas plus nombreux.

CALVERT, *The Blood in Filariosis* (*J. of Amer. Med. Assoc.*, 1902, p. 1523). — TRIBONDEAU, *Hématologie de l'éléphantiasis* (*Bull. Soc. Biol.*, 1903, p. 997).

34. — GRIPPE.

Leucocytes de 7 à 21 000, parfois au contraire diminués.

35. — GROSSESSE ; ACCOUCHEMENT.

Carton a montré que la *leucocytose* de la *grossesse*, signalée par Hayem et Malassez, est très variable d'un jour à l'autre, oscillant le plus souvent entre 8 000 et 15 000 leucocytes. Elle peut manquer, et souvent on ne trouve que 6 à 7 000 globules blancs. Ces résultats concordent avec ceux de Zangmeister et Wagner. Certains auteurs, en revanche, ont eu jusqu'à 20 000 leucocytes.

Les *hématies* oscillent entre 4 500 000 et 5 000 000 ; elles peuvent même atteindre 6 000 000.

Le taux des polynucléaires est également plus élevé qu'à l'état normal. Ils varient entre 70 et 80 p. 100, peuvent s'élever davantage dans les jours qui précèdent le travail, et atteindre 85 à 95 p. 100.

Les éosinophiles restent au taux normal : 1 à 3 p. 100; ils tendent plutôt à diminuer près du terme de la grossesse.

Pendant le *travail*, il se produit :

1° Une augmentation souvent très accusée du nombre des leucocytes. Elle se fait lentement à partir du début du travail et elle atteint son maximum au moment de l'expulsion du fœtus. Rarement, elle peut exister avant le début apparent du travail. Zangmeister et Wagner ont noté l'influence de la longueur du travail sur la leucocytose. Carton n'a pas trouvé cette influence très évidente, du moins dans les cas moyens, où le travail ne se prolongeait pas au delà de trente heures. Cette leucocytose du travail est plus élevée chez les primipares que chez les multipares.

La leucocytose est encore plus élevée chez les femmes qui, au moment de l'accouchement, ont une élévation de température ou sont sous l'influence d'un état pathologique quelconque : tuberculose, hydramnios. Chez une grande multipare atteinte de tuberculose cavitaire, Carton a compté à ce moment 32 000 leucocytes.

2° Une augmentation des hématies qui paraît aussi forte chez les primipares et chez les multipares.

3° Une augmentation des polynucléaires commençant parfois quelques jours avant l'accouchement. Carton a trouvé une moyenne de 90 p. 100 pour les primipares et de 84 p. 100 pour les multipares.

4° Disparition presque totale des éosinophiles, surtout chez les primipares (0 à 2).

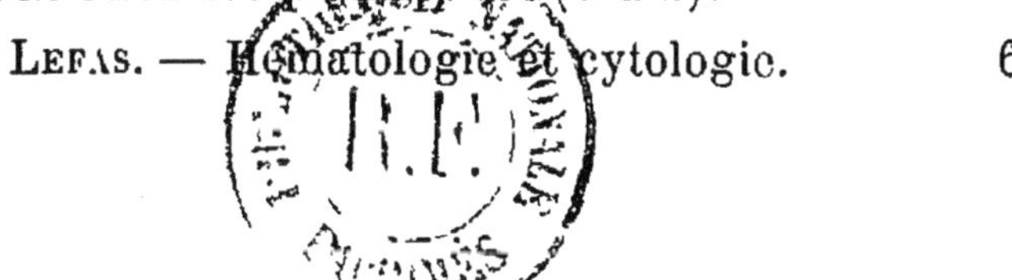

Lefas. — *Hématologie et cytologie.*   6

Après l'accouchement, on observe :

1° La chute rapide de la leucocytose, qui est complète au bout des douze ou quinze jours qui suivent l'accouchement.

2° La chute des globules rouges suivie d'un mouvement ascensionnel. La chute varie de 400 000 à 1 500 000 par millimètre cube. Vers le troisième ou quatrième jour, ils remontent pour atteindre fréquemment le chiffre qu'ils avaient au moment de l'accouchement. Cette ascension coïncide le plus souvent avec la montée laiteuse (Carton).

3° La chute des polynucléaires. Elle se fait en lysis et atteint son maximum du troisième au sixième jour. Ce maximum de chute correspond au maximum d'élévation de la courbe de réaction éosinophilique. Le taux des polynucléaires tombe à ce moment à 65 p. 100.

4° Une réaction éosinophilique. Elle est légère pour les accouchements normaux. Elle se produit entre le troisième et le sixième jour, oscille entre 2 et 5 p. 100 et est en moyenne de 3,5.

5° Une augmentation des grands mononucléaires, qui peuvent atteindre jusqu'à 10 et 15 p. 100.

6° L'apparition d'éléments anormaux : Mastzellen, grands basophiles, qui indique une perturbation accompagnant le retour à l'équilibre normal (Carton).

P. Carton, *Contr. à l'ét. des modif. du sang pendant l'accouchement, etc.* Thèse de Paris, 1903, n° 462. — Greco, *La leucocit. in gravid. (Arch. di ostetr. e ginecol.,*

1899). — ROUSLACROIX et BENOIT, *Formule hémo-leucocyt.
dans l'accouchement, etc.* (*Bull. Soc. Biol.*, 1903, p. 395).

36. — HÉMOGLOBINURIE.

Elle s'accompagne souvent d'une soustraction de
4 à 600 000 *hématies* par millimètre cube. La perte
en hémoglobine dépasse de beaucoup le chiffre de
la destruction globulaire et peut atteindre le tiers de
l'*hémoglobine* totale (Vaquez et Marcano).

Il n'y a pas d'altérations bien nettes des hématies
ni des leucocytes.

37. — HÉMORRAGIES.

Après une hémorragie temporaire, les *hématies*
baissent peu, puis remontent. Au contraire, les hémorragies, même faibles, répétées, peuvent amener
les globules rouges à 900 000 et au-dessous ; l'hémoglobine à 0, 20 et 0, 17. Les *leucocytes*, après êtrc
tombés à 5 000 et 3 000 et au-dessous, subissent un accroissement passager au-dessus de la normale, puis
redescendent : les polynucléaires et les formes de
passage augmentent d'abord, les éosinophiles restant
au taux moyen ; puis, en second lieu, les mono et
les lymphocytes subissent un accroissement.

38. — INFECTION PUERPÉRALE.

On a coutume de dire que les *hématies* diminuent,
tandis que les *leucocytes* augmentent ; les polynucléaires augmentent et les lymphocytes diminuent,
ainsi que les éosinophiles.

Carton a étudié en détail l'hématologie clinique de l'infection puerpérale et distingue trois formes :

A. Forme légère. — Elle est caractérisée :

1° Par l'augmentation du nombre des globules rouges. C'est là un fait banal que l'on retrouve dans toutes les infections et suppurations ; nous n'y insisterons pas.

2° Par une hyperleucocytose qui oscille autour de 15 000 et qui, dans certains cas, peut s'élever jusqu'à 28 000 leucocytes. Mais ces chiffres élevés sont passagers ; on ne les constate qu'une ou deux fois, et le lendemain la leucocytose doit diminuer, sinon on est en présence d'une forme plus grave.

3° Par une polynucléose qui ne dépasse guère 85 p. 100 ou qui atteint momentanément 90 p. 100.

4° Par la diminution du nombre des éosinophiles. Et Carton insiste sur ce fait que la persistance des éosinophiles, au taux de 1 p. 100 par exemple, implique un pronostic favorable, malgré la possibilité d'une hyperleucocytose concomitante.

B. Forme moyenne. — Elle est caractérisée :

1° Par une hyperleucocytose que, dans plusieurs cas, nous avons vu varier entre 20 et 30 000 leucocytes.

2° Par une polynucléose atteignant ou dépassant 90 p. 100 et persistant plusieurs jours à ce taux.

3° Par la disparition des éosinophiles, qui dure plusieurs jours, et par là même indique déjà que l'infection a atteint un certain caractère de gravité.

4° Par la plus grande abondance des éléments basophiles.

C. FORME GRAVE. — On observe :

1° La diminution progressive et pourtant assez
rapide du nombre des globules rouges succédant à
l'hyperglobulie du début.

2° Une hyperleucocytose accentuée, restant au-
dessus de 25 000 malgré les interventions : injections
intra-utérines, curettage. lls peuvent s'élever jusqu'à 53 000 dans un cas mortel. Chaque complication
viscérale : abcès, phlébite, etc., survenant au cours
d'une infection puerpérale aiguë, élève brusquement
et très fortement le taux de la leucocytose.

3° La disparition persistante des éosinophiles.

4° L'absence d'éléments basophiles : Mastzellen,
plasmazellen. Cette absence est d'un mauvais pronostic. Après constatation, leur disparition, non
accompagnée d'une réaction éosinophilique, assom-
brit également le pronostic.

5° L'élévation permanente de la courbe des polynucléaires au taux de 90, 92 p. 100. Ils peuvent
même atteindre 95 p. 100. S'ils restent en plateau
au-dessus de 85 p. 100 malgré une diminution de
la leucocytose, c'est également un indice de pronostic
défavorable.

P. CARTON, Thèse de Paris, 1903, n° 462, p. 55.

39. — *INTOXICATIONS*.

Dans l'intoxication expérimentale par l'*acide carbonique*, Carrière et Bourneville ont observé que les hématies ne sont pas modifiées de nombre au début, mais rapidement elles perdent leur hémoglobine et se teintent de plus en plus difficilement par l'éosine. Les polynucléaires augmentent, mais surtout les éosinophiles polynucléaires qui, de 0,7 à 1,5 p. 100, atteignent 27 à 42 p. 100. Quand l'asphyxie est proche, les éosinophiles s'altèrent, leurs granulations sont presque invisibles et le protoplasma prend d'une façon diffuse les colorants acides, basiques ou neutres, mais l'éosinophilie persiste.

Dans l'intoxication aiguë par le *phosphore*, Jaksch a vu une hyperglobulie de 7 700 000 à 8 250 000 hématies par millimètre cube.

Dans l'intoxication aiguë par les *sels de plomb*, Sabrazès et Bourlet ont vu de nombreuses hématies basophiles, des globules rouges à noyau ; les polynucléaires étaient augmentés ; les éosinophiles étaient au taux normal.

Carrière et Bourneville, *Soc. Biol.*, 1899, p. 108.

40. — *KI-MO* (*PIAN*).

Affection éruptive du Laos et du Tonkin.

Les polynucléaires sont abaissés (37 à 57 p. 100), les lymphocytes sont entre 17 et 34, les grands mononucléaires varient de 1 à 7, les polynucléaires éosinophiles sont énormément augmentés, de 14 à 24.

Sabrazès et Mathis, *Gaz. hebd. des sc. méd. de Bordeaux*, 1903, p. 182.

41. — *KYSTES DE L'OVAIRE.*

On a dit qu'il y avait dans les gros kystes de l'ovaire de l'éosinophilie et quelques myélocytes. Nous pensons, suivant l'opinion de Bender, que le kyste de l'ovaire n'a aucune formule propre : l'éosinophilie est inconstante, sinon exceptionnelle.

42. — *LEUCÉMIE LYMPHOCYTHÉMIQUE (LYMPHADÉNIE LEUCÉMIQUE).*

Il y a diminution considérable, d'après A. Fraenkel, du nombre des *globules rouges* et de leur teneur en hémoglobine. Il existe également des altérations morphologiques des hématies, telles qu'on les observe dans les anémies de haut degré.

On voit de très rares *hématies nucléées* (0 à 2 p. 100).

Les *hématoblastes* sont rares.

Les *éléments blancs* sont augmentés dans des proportions variables : on compte de 40 000 à 180 000 leucocytes par millimètre cube.

Les polynucléaires neutrophiles sont très rares : 2 à 10 p. 100 le plus souvent.

A. Fraenkel insiste sur la rareté des polynucléaires éosinophiles : 0 à 1 (en moyenne 0,25 p. 100).

Les lymphocytes, de taille très variable, oscillent entre 80 et 97, les grands mononucléaires non granuleux de 0 à 7 p. 100.

On trouve *rarement* quelques rares myélocytes neutrophiles (0,25 à 0,50).

Les figures de mitose sont exceptionnelles.

Absence des cristaux de Charcot-Robin dans le sang frais desséché lentement (Sabrazès), sauf de très rares exceptions.

Corpuscules de Löwit. — Löwit a signalé des corpuscules analogues à ceux qu'il a décrits dans la leucémie myélogène (Voy. p. 107).

A. FRAENKEL, *Ueber acute Leukæmie* (*Deutsche med. Woch.*, 1895). — FUSSELL, JOPSON et TAYLOR, *Philad. med. Journ.*, 7 janv. 1899.

43. — LEUCÉMIE MYÉLOGÈNE.

Le sang est souvent opalescent, ayant la teinte de levure de bière. Il n'existe pas de polychromatophilie, mais toujours de la poikilocytose ; quelquefois il existe des expansions pseudo-parasitaires des hématies, expansions douées d'une certaine contractilité ; il existe aussi de l'inégalité des hématies.

Dans l'examen pour la recherche de la fibrine, les champs plasmatiques sont particulièrement larges.

Il existe de l'*anémie* : on compte de 3 000 000 à

1 500 000 (4 000 000 à 800 000, chiffres extrêmes) hématies, dans la majorité des cas. Les *plaquettes* sont nombreuses, larges.

On trouve des *hématies nucléées* en nombre très modéré pour la plupart des auteurs, mais elles sont constantes : ce sont en général des normoblastes auxquels s'ajoutent parfois des mégaloblastes et des formes intermédiaires ; certaines sont parfois en mitose. Ces éléments restent le plus souvent au-dessous de 10 p. 100 leucocytes.

Les *éléments blancs* varient en moyenne de 200 000 à 600 000 ; on peut dire qu'en règle générale ils dépassent 100 000. Il peut être nécessaire de diluer notablement le sang pour faciliter les numérations, et la platine mobile est de haute nécessité.

Il est impossible d'établir une formule leucocytaire qui convienne à tous les cas ; aussi, vaut-il mieux examiner les particularités qu'offrent les diverses cellules blanches, normales ou anormales.

Les polynucléaires neutrophiles sont fort diminués, bien qu'on ne soit pas d'accord sur la moyenne de ces éléments dans la leucémie myélogène : en général, le pourcentage donne 6 à 20 p. 100.

Les polynucléaires éosinophiles sont souvent augmentés de nombre ; il existe des myélocytes éosinophiles. Quoi qu'il en soit, il y a augmentation absolue du chiffre des leucocytes éosinophiles, mono ou polynucléés. Dans quelques rares cas, cependant, on a vu l'absence des éosinophiles.

Cette augmentation, jointe à l'existence de polynucléaires basophiles (Mastzellen) et de myélocytes basophiles, serait pathognomonique de la leucémie pour Ehrlich. Le chiffre des éléments basophiles serait de 3 à 5 p. 100.

Il existe des myélocytes neutrophiles ; ces éléments dominent dans le pourcentage : ils peuvent atteindre des dimensions énormes (jusqu'à 26 μ).

Les lymphocytes et mononucléaires non granuleux sont diminués quant à leur taux normal, mais moins que les polynucléaires neutrophiles.

Certains myélocytes sont en voie de nécrose (Botkine) ; d'autres, rares, en voie de mitose.

C'est dans la leucémie myélogène que l'on étudie le mieux les diverses formes leucocytaires et les affinités tinctoriales des diverses variétés de granulations.

SABRAZÈS, *Leucémie et adénie* (*Gaz. hebd. des sc. méd. de Bordeaux*, 1899, p. 364, et numéros suivants). — A.-E. TAYLOR, *Studies in Leukemia* (*Contr. from the W. Pepper Laboratory of clin. medicine*. Philadelphia, 1900, p. 148).

Dosage colorimétrique. — Lorsque l'on pratique le mélange du sang leucémique avec l'eau distillée, en vue du dosage colorimétrique de l'hémoglobine, le mélange reste trouble et opalescent ; cette opalescence est due au nombre des globules blancs, centuplés par rapport à la normale, et que l'eau distillée ne détruit que lentement et partiellement.

PLANCHE III

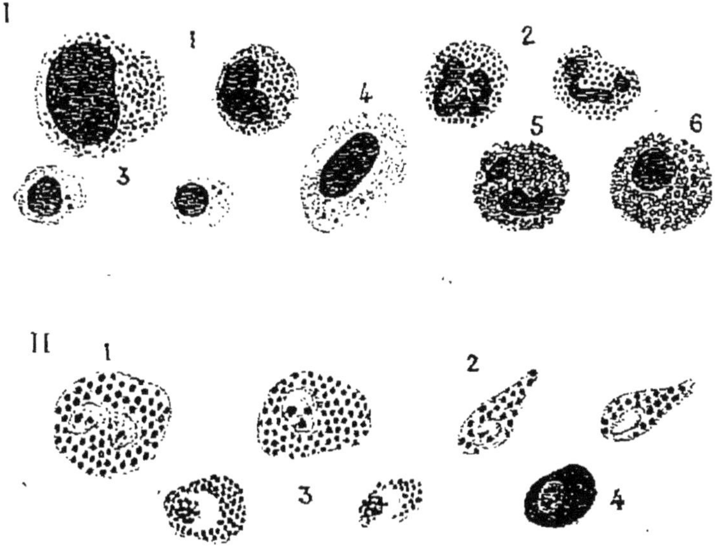

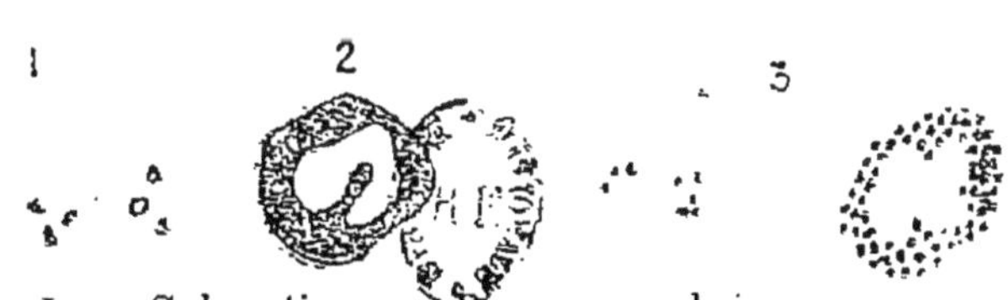

I. — Coloration au Romanowsky.

1. 2 myélocytes neutrophiles; — 2, 2 polynucléaires neutrophiles : — 3, 2 lymphocytes; — 4, grand mono.: — 5, polyn. éosinophile; — 6, myélocyte éosinophile.

II. — Coloration à la thionine.

1. Polyn. basophile (Mastzelle); — 2, 3 mono, basophiles (myélocytes basoph.). — 3, 2 plasmazellen. — 4, cellules de Turk.

III. — Gomme iodée (divers leucocytes iodophiles).

1, du sang; — 2 et 3, liquide de vésicatoire.

Pour avoir des chiffres précis, il est nécessaire, le plus souvent, une fois le mélange hématique et aqueux opéré, de le centrifuger pendant dix à quinze minutes ; on puise alors avec une pipette la partie liquide colorée sus-jacente au sédiment, blanchâtre, précipité dans le fond conique du tube à centri-fugation ; on a bien soin, pendant cette opération, d'éviter la déperdition du liquide renfermant en dissolution l'hémoglobine.

SABRAZÈS, *Gaz. hebd. des sc. méd. de Bordeaux*, 1901, p. 255.

Cristaux de Charcot-Robin. — Les préparations de sang frais abandonnées lentement à la dessiccation montrent dans certains cas des cristaux de Charcot-Robin, octaédriques, visibles à un fort grossisse-ment, qui plus tard disparaissent des préparations. A leur place on voit se précipiter des faisceaux en balai d'aiguilles de tyrosine, se colorant en rouge vif par le réactif de Millon. Plus rarement, on voit des cristaux losangiques d'acide urique ou des cristaux globuleux, nacrés, très réfringents de leucine.

SABRAZÈS, *Ibid.*, 1899, p. 387.

Corpuscules de Löwit. — Löwit a signalé dans les noyaux des myélocites, au cours de la leucémie myélogène, de petits corps arrondis ou ovales, plus pâles au centre qu'à la périphérie, parfois nucléolés. Après avoir pensé qu'il s'agissait d'une sorte d'hématozoaire, Löwit lui-même hésite à en affirmer la nature parasitaire : ce serait plutôt des aspects dégénératifs.

Ces corpuscules ont du sixième à la moitié du volume d'une hématie.

RECKZEH, *Ueber die Löwit'schen Korperche, etc. (Berliner klin. Woch.,* 1903, p. 495).

44. — *LEUCÉMIES (Considérations sur les).*

On tend de plus en plus à considérer les leucémïes comme un état néoplasique particulier.

Guido Banti a formulé le premier en termes des plus explicites cette conception ; il arrive aux conclusions suivantes :

Leucémie lymphatique. — Dans les organes lymphatiques, existe un tissu lympho-adénoïde, atypique tant par la qualité des cellules que par les caractères du réticulum. Ce tissu envahit les organes précédents, en même temps que les follicules et les centres germinatifs s'atrophient et disparaissent ; ce tissu envahit aussi plus tard la capsule des ganglions et même les tissus périglandulaires. Cette invasion se propage aux parois vasculaires jusqu'à l'endothélium, puis fait effraction dans les vaisseaux eux-mêmes, et ses éléments cellulaires se mêlent aux éléments normaux du sang. On a ainsi de véritables métastases de ce tissu lympho-adénoïde dans des points où, normalement, il n'existe pas de tissu lymphatique.

Les lésions morphologiques propres de la leucémie lymphatique (aiguë et chronique) n'appartiennent pas au groupe des hyperplasies, mais bien des néoplasies ; ce fait a son appui dans les caractères atypiques de ce tissu lympho-adénoïde qui se substitue au tissu lymphatique normal, par sa tendance à ne pas rester confiné dans les organes lymphatiques, mais à envahir les tissus voisins ; par le fait de l'invasion des parois vasculaires amenant la destruction de l'endothélium et la mise en liberté, dans le sang circulant, de ses éléments ; enfin par l'existence des métastases.

Leucémie myélogène. — Des faits analogues se retrouvent dans cette forme de leucémie. Le tissu myéloïde existant dans la moelle osseuse, et éventuellement dans d'autres organes, est en général atypique et par son réticulum et par ses éléments cellulaires. On a également invasion des parois vasculaires et pénétration des éléments myéloïdes dans la circulation. Ces éléments, transportés dans d'autres organes, peuvent y déterminer la production de foyers myéloïdes métastatiques.

De même, les altérations propres de la leucémie myélogène semblent pour cela appartenir au groupe des néoplasies. Cependant Banti fait à ce sujet quelques réserves.

Cet auteur combat la doctrine classique qui fait de la leucémie une hyperplasie des organes lympho- et hématopoïétiques avec augmentation de l'activité

fonctionnelle. Il définit la leucémie lymphatique :
une sarcomatose lympho-adénoïde systématique des
organes lympho- et hématopoiétiques, et la leucémie myélogène : une sarcomatose myéloïde systématique des organes lympho- et hématopoiétiques.
Les cellules blanches du sang circulant ne sont pas
lymphocytiques ou myélocytiques, mais des cellules néoplasiques sarcomateuses.

Les relations intimes entre les leucémies et les
sarcomatoses ont été mises en évidence par plusieurs auteurs (Strauss, Turk, Drozda, etc.), mais
Banti va plus loin dans ce sens que les auteurs
précédents.

On ne peut se prononcer sur l'étiologie des leucémies, toutes les recherches à ce sujet étant de-
meurées sans résultat ; il faut admettre cependant
qu'elles appartiennent au groupe des maladies
infectieuses.

Quant aux pseudo-leucémies, G. Banti rappelle
que sous ce nom on comprend des types morbides
très différents par leur nature et par leurs altérations anatomiques. Parmi ces types, il en distingue
deux :

1° *Pseudo-leucémie lymphatique*, prise dans le sens
que donne Pinkns à cette appellation, dont le tableau clinique et anatomo-pathologique est identique
à celui de la leucémie lymphatique, moins l'augmentation des cellules blanches dans le sang.

2° *Pseudo-leucémie myéloïde*, décrite pour la première fois par Banti, qui est vis-à-vis de la leucémie myélogène ce qu'est la précédente vis-à-vis de la leucémie lymphatique.

L'unique altération morphologique qui distingue ces pseudo-leucémies des leucémies proprement dites consiste en ce que, dans les pseudo-leucémies, le tissu lympho-adénoïde ou myéloïde, même s'il envahit les parois vasculaires, laisse intact l'endothélium. Si les foyers néoplasiques font effraction dans la lumière des vaisseaux et y déversent leurs cellules, on a alors une pseudo-leucémie transformée en leucémie.

G. Banti, *La leucémie (Congrès de la Soc. ital. de pathol.,* 1903).

45. — MALADIE D'ADDISON.

On a signalé une hyperglobulie rouge de 5 500 000 à 7 700 000 hématies par millimètre cube : cette hyperglobulie est passagère et peut s'observer au stade moyen de l'affection. Cette dernière, d'une façon générale cependant, comporte une anémie de 2 000 000 à 1 200 000 hématies (Neumann).

46. — MALADIE DE BANTI.

Les *globules rouges* varient de 5 700 000 à 2 187 000 : on peut donner comme moyenne 3 425 000. Poikilocytose nette.

La diminution de l'*hémoglobine* est plus constante, 0,55 à 0,45, en moyenne 0,47.

Les *leucocytes* sont presque toujours diminués de nombre : 4 520 à 2 320, en moyenne 4 200. Ils s'élèvent passagèrement après les hémorragies.

Le plus souvent, augmentation des éléments mononucléés pris en bloc (30 à 45), non seulement portant sur les lymphocytes, mais aussi sur les grands mononucléaires. Augmentation des formes de passage (10 à 12). Diminution des polynucléaires et des éosinophiles.

Mastzellen ne dépassant pas la normale.

Jamais de myélocytes. *Globules rouges à noyau* exceptionnels et toujours très peu nombreux.

Micheli, *Riv. crit. di clin. medica*, 1903, p. 65, 81 et 97. — Osler, *The Amer. J. of the med. sc.*, 1902, p. 751.

47. — MALFORMATIONS CONGÉNITALES DU CŒUR.

Hyperglobulie allant jusqu'à 9 000 000 : c'est surtout dans le rétrécissement de l'artère pulmonaire qu'on observe ce fait. Les leucocytes et l'hémoglobine augmentent aussi.

Le diamètre des hématies augmente (Vaquez).

On peut voir des hématies nucléées.

Vaquez, *Soc. Biol.*, 1892, et *Soc. méd. des hôp.*, 1895 et 1899. — Quiserne, *Des polyglobulies*. Thèse de Paris, 1902.

48. — MALARIA. — PALUDISME.

Hématozoaire. — On doit commencer, au point de vue du parasite, par l'examen du sang liquide.

Technique spéciale. — Malade en frisson ou un peu avant le frisson, ou cachectique. La piqûre étant faite, essuyer la première gouttelette de sang, presser pour faire sourdre une seconde gouttelette du volume d'une tête d'épingle. Toucher celle-ci avec le centre d'un couvre-objet (ou lamelle) et renverser immédiatement celui-ci sur une lame porte-objet, sans exercer de pression. Luter à la vaseline.

Faire également des préparations sèches suivant la technique indiquée page 3.

Examen des préparations de sang liquide. — La préparation offre trois zones : la périphérique rougeâtre, la moyenne irisée, la centrale incolore ; tels sont les caractères d'une préparation réussie.

La recherche du parasite sera faite dans les zones centrale et moyenne, dans lesquelles les hématies sont isolées. Obj. à immersion 1/12 ou 12 sec ; ocul. 1 ou 2 ; éclairage Abbé ou éclairage ordinaire modéré.

Les flagella n'apparaissent qu'un certain temps après la confection de la préparation.

Examen des préparations sèches. — La méthode de Romanovsky est excellente après fixation à la chaleur ; de même l'hématoxyline-éosine.

On peut aussi employer la thionine phéniquée ou la formule suivante :

Sol. aq. à 2 p. 100 de bleu de méthylène. 100 gr.
Borax ....   5 gr.

après fixation à la chaleur ou à l'alcool absolu. Laisser agir une demi-minute le bleu ; laver à l'eau ; sécher au papier filtre ; achever de sécher en chauffant doucement le verre sur la lampe à alcool. Baume du Canada. Lamelle.

On peut aussi employer le mélange de Vincent :

Sol. aq. à 5 p. 100 d'ac. phénique.......   6 cc.
Eau saturée de chlorure de sodium.... } āā 30 cc.
Glycérine.................................. }

Ce mélange fixe le parasite et dissout les globules rouges ou du moins leur hémoglobine. On lave à l'eau distillée après deux à trois minutes de contact du mélange précédent, et l'on colore pendant une minute avec :

Sol. aq. sat. de bleu de méthylène..... 100 cc.
—   violet de gentiane...... 1 cc.

Laver à l'eau. Sécher. Baume.

Les corps en croissant sont bleu violet, les noyaux des leucocytes bleus.

Les parasites intraglobulaires (Voy. planches I, II et V, 3), que l'on rencontre le plus souvent, se présentent soit sous forme de taches protoplasmiques pâles, soit sous forme de masses plus volumineuses de protoplasma pâle contenant des grains de pigment noir. Ces masses possèdent des mouvements dans le sang frais : elles ont l'aspect de petits barbouillages de peinture blanc sale qui aurait déteint. Ces caractères permettent de les distinguer des vacuoles artificielles limitées par un bord net, immobiles, et occupant en général des globules altérés ou déformés.

Les *corps sphériques* sont les plus fréquents, mais on peut voir des *corps en croissant* longs de 8 à 9 μ, larges de 2 μ à leur partie moyenne, à extrémités effilées ou arrondies, des *corps segmentés* dérivant des corps sphériques, rares, souvent en rosace ou en marguerite, ovalaires ou sphériques.

Quant aux *corps flagellés*, ils sont soit libres sous forme de filaments mobiles, écartant les hématies, soit sous forme de filaments reliés à des corps sphériques. Ils accompagnent en général les corps en croissant. Ils sont rares dans les fièvres tierce et quarte ordinaires.

L'action de déposer un peu d'eau sur la préparation en respirant au-dessus de la lame avant de la recouvrir de la lamelle favorise la production des flagella.

On peut aussi voir des hématozoaires fragmentés ou en voie de destruction, ayant quitté les hématies.

La contagion se fait par des moustiques du genre *Anopheles*.

HÉMATOLOGIE. — Au cours des accès aigus, tierces ou quartes, on a trouvé une *oligocythémie rouge*, attestant une destruction de 100 000 à 1 000 000 hématies par millimètre cube. Au cours de certaines fièvres pernicieuses, le chiffre total des hématies peut tomber à 1 000 000 et moins par millimètre cube.

Les *plaquettes* augmentent notablement après les accès.

L'*hémoglobine* peut descendre de 10 à 50 p. 100 de son taux ordinaire.

Les *leucocytes* chiffrent en général en moyenne 7 085 (4 000 à 16 000, chiffres extrêmes), dont 65,10 de polynucléaires (25 à 84,4 p. 100) ; 10,2 lymphocytes (1,4 à 32,8 p. 100) ; 24,70 grands mononucléaires (9,2 à 49 p. 100) ; enfin, 2,4 éosinophiles polynucléaires (0 à 9 p. 100).

On peut trouver 0 à 2 p. 100 de Mastzellen.

Enfin, on peut voir, surtout à l'état frais, des *leucocytes pigmentés* contenant des grains ou des blocs de mélanine, et cela concerne aussi bien les leucocytes mononucléaires que polynucléaires ; les lymphocytes proprement dits ne contiennent pas de pigment (Metchnikoff, Manson).

P. Manson, *Mal. des pays chauds.* Paris, 1904, p. 44 et 55. — Delany, *Brit. med. Journ.*, 1903, p. 725, et *Proceed. of the N.-Y. pathol. Soc.*, 1903, p. 87. — Laveran et Blanchard, Les hématozoaires. Paris, 1895, I, p. 33.

49. — MÉNINGITE CÉRÉBRO-SPINALE.

On ne trouve pas grandes modifications des *globules rouges*, mais les *plaquettes* et la *fibrine* sont augmentées. Il y a un certain degré, très variable, de *leucocytose*, compris entre les chiffres extrêmes de 10 à 50 000. On note une augmentation des polynucléaires, une diminution des lymphocytes, l'absence ou la rareté des éosinophiles.

50. — *MÉNINGITE TUBERCULEUSE*.

Le chiffre des *globules rouges* est normal ; parfois même il y a légère augmentation du taux normal. L'*hémoglobine* suit une marche parallèle. Les *plaquettes* sont en nombre normal ou un peu augmenté.

Les *leucocytes* ne sont pas toujours augmentés : les chiffres extrêmes sont 6 et 30 000. Il y a polynucléose, légère augmentation des formes de passage, absence ou rareté des éosinophiles.

51. — *NÉPHRITES*.

Il ressort des beaux travaux de Pieraccini que le processus de coagulation est absolument normal, de même que la teinte du sérum. Les *hématies* se disposent en piles à la façon ordinaire et sont toutes également colorées ; la grandeur et le diamètre de ces éléments ne s'éloignent pas de la normale d'une façon appréciable.

Le taux des hématies par millimètre cube ou le pourcentage de l'*hémoglobine* se maintiennent d'habitude dans des limites avoisinant la normale, dépassant parfois cette normale : et cela qu'il s'agisse de néphrite chronique, de néphrite amyloïde, etc. Dans les néphrites aiguës infectieuses ou toxiniques, on peut avoir de l'oligocythémie et de l'oligochromie, conséquences de la maladie qui a elle-même déterminé la néphrite. La néphrite, par elle-même, n'a donc pas d'action anémiante propre, sauf lorsqu'elle revêt le type de néphrite hémorragique, et encore seulement dans sa forme suraiguë.

Les *plaquettes* ne semblent pas subir d'altérations numériques.

Le taux des *leucocytes* dans la néphrite ne semble pas être réglé par une loi systématique : ce taux est en effet sous la dépendance de la maladie infectieuse cause de l'affection rénale ou d'autres causes extrarénales.

Les polynucléaires et les lymphocytes restent toujours dans leurs rapports normaux : leurs oscillations s'expliquent toujours par des complications anciennes ou récentes, toujours indépendantes de l'affection rénale. Les grands mononucléaires, les formes de passage et les Mastzellen semblent échapper à toute règle fixe en ce qui concerne les variations légères de taux qu'ils subissent.

On ne trouve jamais d'*hématies nucléées*. Parfois, rares *corpuscules de Poggi* (1 pour 300 hématies).

La recherche de la *réaction iodophile* montre dans quelques leucocytes quelques granulations de glycogène extra ou intracellulaires, mais ce taux glycogénique ne dépasse jamais ce que l'on observe dans le sang des individus sains.

Nous n'avons pas encore parlé des *éosinophiles*, et cela parce que leur étude est des plus intéressantes dans les néphrites et demande à être quelque peu développée.

Pieraccini a montré que dans les néphrites le taux des éosinophiles peut être d'une aide réelle pour établir l'existence d'une intoxication hématique et en apprécier le degré. En effet, la toxémie rénale, tant dans les néphrites aiguës que dans les processus subaigus, fait subir aux éosinophiles une diminution proportionnelle au degré de l'intoxication : cette diminution fait place à une disparition complète des éosinophiles dans les cas d'intoxication grave. A mesure que s'améliore l'insuffisance rénale et que disparaît l'état toxémique, les éosinophiles reparaissent dans la circulation. Ces leucocytes tendent à revenir au taux normal, qu'ils peuvent même dépasser, au fur et à mesure que le plasma sanguin redevient normal au point de vue chimique.

Le fait mis en lumière par Pieraccini serait d'autant plus important que le taux des éosinophiles se comporterait d'une façon inverse dans la période de non-compensation des affections cardiaques. En effet, alors que nous avons vu que, dans l'insuffisance rénale, les éosinophiles diminuent et même disparaissent avec le degré de la toxémie, inversement, dans l'asystolie cardiaque (tout au moins non accompagnée d'insuffisance rénale), on n'aurait pas de modification du taux normal des cellules éosinophiles ; ces dernières même, si l'on s'en rapporte aux recherches de Carrière et Bourneville, auraient tendance à augmenter de nombre.

Le fait de la diminution et de la disparition des éosinophiles s'observe également au cours du processus néphritique primitif ou secondaire de la grossesse qui précède l'éclampsie, alors que, dans l'insuffisance cardiaque, le taux normal des éosinophiles n'est pas modifié, alors qu'il existe même des œdèmes, de l'albuminurie, de l'oligurie, etc.

Le signe de Pieraccini, déduit par lui de ses investigations cliniques, a été confirmé par l'expérimentation sur le chien. Si on lie les uretères, on produit une hémo-intoxication, au cours de laquelle les cellules éosinophiles diminuent d'abord, puis ensuite disparaissent. A l'autopsie, ces éléments ne se rencontrent plus dans la moelle osseuse qui, à l'état normal, en renferme en abondance.

Le pourcentage des éosinophiles nous donne donc dans toutes les néphrites la mesure quantitative de la toxémie d'origine rénale. Ils disparaissent complètement du sang circulant lorsque se trouvent réalisées les conditions d'une intoxication grave (urémie latente ou en cours).

Ce fait, qui a toute la valeur d'un signe diagnostique, et que Gigli a nommé précisément le *signe de Pieraccini*, trouve une application précise dans la pathologie de la grossesse.

L'hypo-éosinophilie ou l'anéosinophilie serait un *signe avant-coureur* d'un état urémique latent ; l'éclampsie puerpérale et ses équivalents cliniques s'accompagnent d'une anéosinophilie absolue.

Ces conclusions de Pieraccini, qui, en Italie, ont déjà été l'objet de travaux de contrôle de la part d'autres observateurs, parmi lesquels Cova, semblent devoir assumer une importance diagnostique très grande, et apporter quelque lumière sur la question si difficile de la perméabilité rénale et de l'état toxémique relatif dans les néphrites.

G. PIERACCINI, *La morfologia del sangue nelle nefriti.* Firenze, 1901. — GIGLI, *Valore semiologica delle cellule eosinofili nello stato di maternita* (*Clin. moderna*, 1902, n° 49). — COVA, *Bolletino della Soc. toscana di ostetricia e ginecologia*, 1902, n° 7. — CARRIÈRE et BOURNEVILLE (de Lille), *Contribution à la connaissance de la pathogénie des éosinophiles* (*Bull. Soc. Biol.*, 1899, p. 108).

52. — OREILLONS.

En l'absence d'orchite, on trouve une moyenne de *leucocytes* variant de 6 000 à 13 600 éléments.

S'il y a orchite, le chiffre total des globules blancs est alors, dans les premiers jours de la localisation testiculaire, de 12 à 18 000.

En l'absence d'orchite, on compte de 25 à 71 polynucléaires, 0 à 8 grands mononucléaires, 29 à 73 lymphocytes, 0 à 9 formes de transition, 0 à 4 polynucléaires éosinophiles.

Dans ce cas, vers le cinquième jour les polynucléaires augmentent un peu, puis ils redescendent vers le dixième jour, enfin ils remontent légèrement ensuite. Quant aux éléments mononucléés pris en bloc, d'abord élevés tout au début de l'affection, ils descendent vers le troisième ou cinquième jour lorsque a lieu l'ascension des polynucléaires ; ils subissent ensuite une légère recrudescence ; puis, vers le quinzième ou seizième jour, redescendent encore.

Les éosinophiles manquent souvent dans les premiers jours de l'infection.

S'il y a orchite, au moment de l'apparition de celle-ci il y a légère ascension des polynucléaires.

E. Sacquépée, *Form. hémo-leucocyt. des oreillons* (*Arch. de méd. expér.*, 1902, p. 114).

53. — *OSTÉOMYÉLITE AIGUË.*

En général, les *globules rouges* sont un peu diminués, mais varient cependant dans des limites étendues : 5 580 000 à 3 500 000.

A l'*état frais*, tout est normal, sauf quelques rares microcytes.

Les *leucocytes* s'élèvent avec la gravité de l'affection, variant, suivant celle-ci, entre 7 500 et 27 000.

Il y a augmentation des polynucléaires : 72 à 90 ; les lymphocytes sont augmentés : 13 à 47. Les mononucléaires sont moins nombreux. Les éosinophiles, normaux au début, augmenteraient vers le onzième ou douzième jour au moment de la crise et arriveraient parfois à constituer la presque totalité, 80 à 87, des polynucléaires ; leur courbe est inverse de celle des lymphocytes.

Chez les sujets très jeunes, on pourrait voir quelques rares hématies nucléées. Parfois, présence de

Mastzellen (1 p. 100) ou de cellules de Turk (0,50 à 0,75) très rares.

L'*hémoglobine* oscille entre 0,35 et 0,65 dans la majorité des cas.

R. GIANI, *La form. leucocit. nell' osteomielite acuta* (*Clinica moderna*, 1903, p. 221). — A. LIGOARIO e R, GIANI, *Alc. appunti sull'es. micr. del sangue nell'ost. com. acuta* (*Riv. crit. di clin. med.*, 1900, p. 249 et 265).

54. — *PARALYSIE GÉNÉRALE*.

Sabrazès et Mathis, étudiant le sang dans la paralysie générale, ont noté la tendance à l'hyperglobulie, bien que le taux de l'hémoglobine fût quelque peu inférieur à la normale (92 p. 100), ainsi que la valeur globulaire (0,90) ; de plus, on trouvait une très légère augmentation des leucocytes (8 500) portant sur les polynucléaires et parfois les éosinophiles.

Klippel et Lefas ont repris en détail cette étude et sont arrivés aux résultats suivants :

1re période. — En ce qui concerne les *globules rouges*, on peut affirmer qu'ils se maintiennent au taux normal, c'est-à-dire au voisinage de 4 500 000, s'élevant au-dessus de ce chiffre, descendant quelque peu au-dessous.

A l'état frais, les hématies ne présentent aucune déformation : leur diamètre est égal ; leurs réactions colorantes, notamment leur affinité pour l'orange, sont absolument normales ; ils se fixent bien et sans déformations.

Les *plaquettes* sont assez nombreuses.

Le nombre des *leucocytes* est normal : la moyenne serait de 5 800 ; c'est dire qu'il n'existe aucune leucocytose.

Mais, malgré cette absence de leucocytose, le pourcentage des espèces leucocytaires fournit des chiffres intéressants.

Il existe en effet de la polynucléose neutrophile, ce terme étant employé sans préjuger en rien du chiffre total des globules blancs, ce dernier étant normal, comme nous venons de le dire. On trouve environ de 75 à 80 polynucléaires neutrophiles pour 100 leucocytes des diverses variétés. Quant aux lymphocytes proprement dits, leur nombre oscille entre 6 et 15, se rapprochant de ce dernier chiffre lorsque les polynucléaires sont moins nombreux. Les mononucléaires (moyens et grands) subissent une diminution et sont en moyenne au nombre de 8 à 10 p. 100.

Enfin, on trouve souvent 1 à 3 p. 100 d'éléments anormaux, de grande taille, à contours diffus, à protoplasme presque incolore et souvent vacuolaire, à noyau grand et le plus souvent en croissant volumineux, peu coloré. Peut-être s'agit-il de leucocytes dégénérés ?

Enfin, dans quelques rares cas, on peut observer 2 à 6 p. 100 leucocytes comptés d'*hématies nucléées*.

2ᵉ période. — Les globules rouges conservent, de même que les plaquettes, les caractères précédents, mais augmentent un peu de nombre et dépassent souvent 5 000 000 sans que l'on puisse dire qu'il y ait réellement hyperglobulie ; cependant, très rarement, on peut observer une certaine anémie.

Les leucocytes augmentent parallèlement et atteignent 7 à 10 000. Il y a donc tendance très légère à la leucocytose. Ce fait n'est cependant pas constant.

Par rapport à la période précédente, les polynucléaires diminuent de nombre : exceptionnellement on trouve 86 p. 100. La normale était parfois dépassée sans atteindre 80 p. 100 ; enfin, dans les autres cas, on note entre 55 et 64 polynucléaires.

Les mononucléaires et les lymphocytes augmentent : les premiers par rapport à la première période de l'affection (13 à 14), les seconds par rapport à cette période et à la normale, oscillant entre 16 et 17 p. 100.

Dans des cas très rares, on trouve 0,50 et 3 p. 100 de myélocytes neutrophiles.

Les hématies nucléées s'observent (0,25 à 5 p. 100) dans quelques observations.

Les éosinophiles restent à la normale : dans deux cas seulement il y avait 3 p. 100 de ces éléments.

Chez les malades en pleine rémission de leur affection, il n'y a rien de particulier, si ce n'est un taux un peu abaissé des leucocytes (4 000) ; il n'y a pas d'éosinophilie ni de polynucléose.

3ᵉ période. — A la période terminale de la paralysie générale, le nombre des globules rouges et des leucocytes dépasse souvent la normale : on peut avoir par exemple 5 500 000 hématies et 20 000 leucocytes, les chiffres s'élevant concurremment pour les globules blancs et les globules rouges. Cependant, il est probable que ce phénomène tient en grande partie à la concentration périphérique du sang, déterminée par le refroidissement des extrémités.

A part cela, il n'y a rien de spécial que nous n'ayons exposé en ce qui concerne la seconde période ; les chiffres leucocytaires sont superposables. Parfois les éosinophiles sont un peu augmentés, ou encore on trouve quelques hématies nucléées.

MATHIS, Thèse de Bordeaux, 1901. — KLIPPEL et LEFAS, *Le sang dans la paralysie générale et le tabes* (*Arch. gén. de méd.*, 1903, p. 1025).

55. — PARASITES ANIMAUX.

Pour A.-E. Boycott, dans le cas d'*oxyures* les éosinophiles varient de 0,4 à 13,7 p. 100 : ce sont là des chiffres extrêmes, mais la moyenne de nombreux cas n'est que de 5,8 ; aussi n'ont-ils pas grande valeur diagnostique. Les lymphocytes sont entre 12,9 et 51,4 (moyenne de 31) ; les polynucléaires neutrophiles varient de 34,4 à 64,8 (en moyenne : 48), les grands mononucléaires de 1,6 à 6,2 ; les formes intermédiaires de 3,8 à 16,8 ; enfin, on trouve 0 à 1,2 p. 100 (en moyenne : 0,42) de Mastzellen.

Dans les cas de *tænia* (*saginata, solium*), d'*ascaris*,

on trouverait 14,4 à 49,4 lymphocytes ; 31,4 à 66 polynucléaires ; 1,8 à 9,4 grands mononucléaires ; 5,6 à 42 (?) formes intermédiaires ; 0 à 1,8 Mastzellen ; et seulement 1,8 à 13 p. 100 d'éosinophiles (moyenne : 4,5).

Cependant la *bilharziose* donnerait, avec une formule des diverses espèces semblables à la précédente, une moyenne de 10 à 20 p. 100 d'éosinophiles ; cette éosinophilie manquerait très rarement : la moyenne des hématies serait de 3 000 000 à 3 500 000, celle de l'hémoglobine de 0,65 à 0,75 ; il n'y aurait pas de leucocytose. Le parasite ne se trouve pas dans le sang périphérique.

L'*uncinariase* ou *ankylostomiase* déterminée par des parasites intestinaux occasionne des anémies des plus graves, et réalise souvent le type de l'anémie pernicieuse (Voy. p. 65) ; l'hémoglobine peut descendre à 0,30 et même à 0,25. Il n'y a pas de leucocytose.

Quant à la formule leucocytaire, on a un chiffre normal des divers éléments : 65-72 p. 100 de polynucléaires neutrophiles, 15-20 lymphocytes, 2,5 à 4 grands mononucléaires ; mais ce qui est intéressant, c'est que la plupart du temps il existe un certain degré d'éosinophilie (7 à 12 p. 100 d'éosinophiles).

Dans les *kystes hydatiques*, l'éosinophilie est la règle (6 à 20 p. 100) ; on trouve 62-67 polynucléaires, 12-33 lymphocytes, 0,3 à 5 grands mononucléaires : il y a donc en somme, outre de l'éosinophilie, mononucléose lymphocytique légère ; on a de plus 0,50 à 1 forme de passage. Les hématies ne sont guère diminuées (3 500 000), parfois même augmentées (5 325 800). L'hémoglobine varie de 70 à 82 p. 100. Les leucocytes varient de 2 573 à 11 200 ; c'est dire qu'on ne peut guère prononcer le mot *leucocytose*.

A.-E. BOYCOTT, *Brit. Med. Journ.*, 1903, p. 1267. — FEDERICI, *Riv. crit. di clin. medica*, 1902, p. 644. — SABRAZÈS, *Gaz. hebd. des sc. méd. de Bordeaux*, 1903, p. 194.

56. — *PÉRITONITES AIGUËS.*

La péritonite par propagation n'a pas de formule : la leucocytose peut manquer ou même on peut avoir de la leucopénie. Cependant le pourcentage montre constamment une augmentation du chiffre des polynucléaires, et ceci seul a de la valeur.

La péritonite par perforation donne hématologiquement des résultats identiques.

LAGHI, *Clinica moderna*, 1903, p. 257.

57. — *PIROPLASMOSE.*

PIROPLASMES. — L'affection peut atteindre le chien (*piroplasmose canine*) et les moutons (*carceag*), mais a été surtout décrite chez les bovidés, où elle constitue la *fièvre du Texas* (sud des États-Unis) et cause aussi l'*hémoglobinurie du bœuf* (Finlande, Roumanie). Propagation par les tiques.

Technique spéciale. — Pour les préparations de sang liquide, comme pour la malaria (Voy. p. 113).

Ou bien encore préparations sèches étalées examinées telles quelles, ou encore après fixation à l'alcool absolu, coloration à l'hématoxyline ou avec coloration au bleu de Loeffler :

Sol. alcool. saturée de bleu de méthylène.   30 vol.
Sol. aq. à 1/10 000 de potasse caustique.   100 vol.

Colorer trente secondes ; laver à l'eau ; sécher ; baume avec obj. à immersion 1/12 ou 12 sec ; ocul. 2 ou 4.

Parasite. — Il est endoglobulaire et mobile, périphérique. Corps ronds, ovalaires ou piriformes, en biscuit, en virgule ou en larme batavique, ayant 2 à 4 μ de long et 0,10 à 1,8 μ de diamètre, incolores dans le sang frais ou simplement sec, présentant en général dans les préparations colorées un ou deux nucléoles sphériques dans leur partie renflée, souvent au nombre de 2 par globule rouge. Le corps du parasite est alors bleuâtre.

HÉMATOLOGIE. — 1 500 000 à 1 000 000 d'hématies (normale des bovidés : 6 à 7 000 000). Globules géants et nains. Hémoglobine : 25 à 20 (normale : 70). Parfois leucocytes un peu augmentés de nombre.

SMITH et KILBORNE, *Arch. de méd. expér.*, 1893, p. 410 (fig.). — KROGIUS et V. HELLENS, *Ibid.*, 1894, p. 353 (pl.).

58. — PNEUMOKONIOSES.

Il y a diminution des *globules rouges* et augmentation du diamètre des hématies, ou encore, surtout s'il n'existe pas de tuberculose, nombre et volume normaux de ces mêmes globules.

CLAISSE et JOSUÉ, *Le sang dans les pneumokonioses* (*Bull. Soc. Biol.*, 5 déc. 1896).

59. — PNEUMONIE.

Il est de règle de voir une *leucocytose* très nette qui, à la période de frisson, se trouve être de 18 à 24 000 éléments, qui descend un peu plus tard de 18 à 20 000. Plus tard, on constate une ascension légère au moment de la crise, puis enfin, au moment de la résolution, une descente qui aboutit à des chiffres compris entre 7 000 et 2 000.

Dans les cas mortels, les leucocytes atteignent toujours, au moment de la mort, un chiffre compris dans les limites de 12 à 29 000 éléments.

Cette leucocytose est polynucléaire : les polynucléaires neutrophiles atteignent, au début de l'affection, une moyenne de 80 à 85 p. 100 (chiffres extrêmes : 75 à 95 p. 100). Cette élévation des premiers jours tombe après le huitième ou neuvième jour entre 70 à 61 polynucléaires pour 100.

Au début, les éléments mononucléés, comptés en bloc, sont de 10 à 18 p. 100, puis remontent à 18-33 quand tombent les polynucléaires.

On peut voir en général apparaître vers le sixième jour 1 à 2 p. 100 en moyenne de Mastzellen, puis, presque aussitôt après, les polynucléaires éosinophiles, absents jusqu'à cette période de la mala-

die, reparaissent et se trouvent au nombre de 0,50 à
4 p. 100.

M. Lœper, *La leucocytose et l'équil. leucocyt. dans la
pneumonie franche* (Arch. de méd. expér., 1899, p. 724).

60. — PURPURA HÉMORRAGIQUE VRAI (PURPURA MYÉLOÏDE).

D'après Lenoble, auquel on doit la classification des
purpuras d'après leurs modalités anatomo-cliniques,
on observe une absence de rétraction du caillot et
de transsudation du sérum ; de plus, il existe dans
le purpura vrai une *réaction myéloïde* constante et
parfois intense caractérisée par :

1° L'apparition d'*hématies nucléées*, soit très rares
(forme chronique), soit abondantes (forme aiguë) ;
mais, dans ce dernier cas, elle est passagère en tant
qu'intensité. Ces cellules rouges sont des normoblastes, plus rarement des mégaloblastes ou des
microblastes ;

2° L'apparition de myélocytes neutrophiles, plus
rarement *éosinophiles* : ils sont ou non abondants
(0,25 à 7 p. 100), plus nombreux dans la forme aiguë
que dans la forme chronique.

De plus, les *plaquettes* sanguines sont moins nombreuses, mais plus larges, grumeleuses.

Il existe d'une façon fréquente, mais non constante,
un *réticulum fibrineux* soit à grosses fibrilles écartées,
soit à petites fibrilles rapprochées.

Le nombre des *globules rouges* est variable.

Les *leucocytes* sont parfois à 10 et jusqu'à 25 000

par millimètre cube. Mais constamment il y a exagération de la proportion des lymphocytes, avec parfois accroissement des polynucléaires éosinophiles.

61. — PURPURIQUES (ÉRUPTIONS).

Les éruptions purpuriques banales n'ont pas de formule sanguine ; les lymphocytes peuvent, ainsi que les polynucléaires éosinophiles, être plus abondants qu'à l'état normal.

Les exanthèmes purpuriques à tendance hémorragique (faux purpuras hémorragiques) présentent une *réaction myélocytaire atténuée*, caractérisée seulement par des seuls myélocytes neutrophiles avec ou sans myélocytes éosinophiles, ces derniers pouvant du reste, quoique rarement, exister seuls : ces éléments sont peu nombreux ; ils ont un noyau incurvé ou polymorphe, mais unique, semblable à celui des formes de passage.

Les *plaquettes* sont nombreuses.

Parfois il y a *leucocytose* légère ; les lymphocytes sont souvent plus nombreux que normalement ; les polynucléaires éosinophiles parfois également.

Les *hématies* sont peu diminuées de nombre ; il n'y a pas de *réticulum fibrineux* net.

LENOBLE, *Ann. de dermat. et de syphil.*, 1902, p. 1097, et *Arch. de méd. expér.*, 1903, p. 238.

62. — PYÉLONÉPHRITES.

Dans les cas aigus ou chroniques de pyélonéphrite ouverte, même avec cystite, on n'a pas de leucocytose ; les hématies et l'hémoglobine sont souvent abaissées. Les éosinophiles sont normaux (Pieraccini).

63. — RACHITISME.

On a dit qu'il existait constamment un certain degré de leucocytose.

64. — RAGE.

Le traitement Pasteur fait diminuer le nombre des hématies et des globules blancs, celui des poly-nucléaires, augmentant le nombre des lymphocytes, influençant peu les éosinophiles.

Della Torre et Gargano, *Riv. critica di clin. med.*, 1903, n° 31.

65. — RHUMATISME ARTICULAIRE AIGU.

Les *globules rouges* sont peu diminués ; exception-nellement ils baissent à 4 000 000, et cela chez la femme. Les *hématoblastes* sont au taux normal. Il n'y a ni aspects dégénératifs, ni variations de dimen-sions, ni poikylocytose.

Les *leucocytes* ne sont pas augmentés ; exceptionnel-lement on en voit au maximum 14 000. Sur ce nombre, les lymphocytes et grands mononucléaires sont aug-mentés : les premiers varient de 12 à 42 (en moyenne :

25 à 35), les seconds de 5 à 16 (en moyenne : 8 à 10,5).
Les formes de passage sont entre 1,20 et 6,6 (en
moyenne : 2), plutôt augmentées, par conséquent.
Les polynucléaires sont en baisse, variant de 35
à 67,25 (en moyenne : 45 à 60), les éosinophiles
plutôt augmentés légèrement (1 à 15,3), toujours
présents (moyenne : 2 à 4).

KOROWICKI, *Untersuchungen über Blutveranderungen,
beim Gelenkrheumatismus* (*Deutsche Aertze-Zeitung,* 1903,
p. 241).

66. — ROUGEOLE. — RUBÉOLE.

Le sang est analogue dans les deux cas.

A la période d'incubation, on a une moyenne de
22 300 *leucocytes*, dont 18 400 polynucléaires ; à la
période d'énanthème, moyenne de 11 850 (dont
8 560 polynucléaires) ; à la période d'exanthème,
moyenne de 5 260 (dont 1 900 polynucléaires). Puis
le sang redevient normal.

S'il y a diarrhée, angine, broncho-pneumonie, la
leucocytose polynucléaire augmente.

PLANTENGA, *La leuc. de la roug. et de la rub.* (*Arch.
de méd. des enf.,* 1903, p. 129).

67. — SALPINGO-OVARITE.

La leucocytose n'est pas constante : on trouve
de 8 000 à 20 000 leucocytes, suivant le caractère
plus ou moins aigu de l'affection. On trouverait
3 à 6 p. 100 de polynucléaires éosinophiles.

Quant aux autres éléments, on peut dire que ce sont les polynucléaires qui dominent et sont le plus souvent au-dessus de la normale ; parfois les grands mononucléaires sont nettement augmentés.

WEIR, *The Amer. Journ. of the med. sc.*, 1903, p. 74. — WOSSWINCKEL, *Ueber das vork. von eosinoph. Zellen und Myeloc. in menschl. Blüte* (*Monatschr. f. Geburtshulfe und Gyn.*, 1899).

68. — SATURNISME.

Andral et Gavarret ont noté la diminution du nombre des *hématies* ; Malassez a montré que le plomb détermine, outre l'hypoglobulie, une diminution du taux de l'*hémoglobine*, qui peut tomber à 0,40 ; les hématies perdent leur plasticité, elles deviennent rigides. Cette anémie peut être grave, elle peut atteindre le troisième degré de la classification de Hayem ; ce dernier la compare à l'anémie chlorotique.

Cette hypoglobulie rouge est constante dans le saturnisme chronique et peut persister plusieurs années après la disparition des causes toxiques. Au moment de la colique de plomb, les hématies peuvent tomber jusqu'à 1 400 000.

La poikilocytose et la polychromatophilie sont analogues comme variétés avec celles de la chlorose ; Malassez considère l'abondance des grandes formes globulaires (macrocythémie) comme caractéristique de l'anémie saturnine. Hayem signale le grand nombre des globules nains.

Les *plaquettes* sont nombreuses.

Le processus de coagulation est normal.

Les *leucocytes* sont au taux normal (Hayem) ou légèrement augmentés, mais d'une façon passagère.

Behrend, Sabrazès ont signalé l'abondance des *corpuscules de Poggi* ; enfin on a signalé parfois quelques myélocytes et quelques *hématies nucléées*, mais cela surtout dans l'intoxication expérimentale.

G. MEILLÈRE, *Le saturnisme*. Thèse de Paris, 1903, n° 338, p. 106.

69. — SCARLATINE.

Chez l'adulte on observe, dans les cas d'évolution régulière de l'affection, un taux de leucocytes nettement augmenté, qui oscille entre 15 000 et 31 000.

Sur ce nombre on trouve de 40 à 90 polynucléaires, 0,5 à 17 lymphocytes, 8 à 35 grands mononucléaires, 0 à 6 formes de passage, enfin de 0 à 13 éosinophiles.

Au début, les polynucléaires, augmentés, s'élèvent au bout de deux ou trois jours pour redescendre ensuite. Quant aux éléments mononucléés, lymphocytes et grands mononucléaires considérés ensemble, abaissés au début, ils subissent leur ascension maximum au bout de dix à quinze jours.

Les éosinophiles, abaissés ou absents au début de l'affection, réapparaissent ou remontent dès le quatrième ou cinquième jour, puis redescendent, mais restent quelque temps à un taux un peu supérieur à la normale.

E. Sacquépée, *Form. hémo-leucocytaire de la scarlatine* Arch. de méd. expér.*, 1902, p. 101).

70. — SPLÉNECTOMIE.

Le taux des hématies, après avoir baissé notablement, s'élève progressivement jusqu'à la normale, pouvant même lui devenir nettement supérieur. Il y a lymphocytose passagère (Vaquez).

Dominici, *Soc. Biol.*, 1898, p. 1193. — Jonnesco, *Travaux de chirurgie :* la splénectomie. Paris.

71. — SUPPURATIONS.

Dans les suppurations aiguës, dites *suppurations chaudes*, telles que le phlegmon, le bubon suppuré, le panaris, le furoncle ou l'anthrax, etc., la *fibrine* est augmentée, mais très peu ; les *hématies* sont en nombre normal ou très légèrement augmentées ; l'*hémoglobine* est normale ou à un taux un peu abaissé.

Il existe une leucocytose qui, dans les cas habituels, varie par millimètre cube de 15 000 à 20 000 *leucocytes*.

Les polynucléaires neutrophiles sont toujours augmentés, le taux des éosinophiles est normal.

Tuffier et Milian, *Hématol. des suppur. chaudes (Bull. Soc. anat.*, 1901, p. 513).

8.

72. — SYPHILIS.

Hématies. — Elles restent au voisinage de la normale (4 500 000 à 4 800 000) ; à la période secondaire elles diminuent légèrement et d'une façon non constante (4 000 000 à 3 800 000).

Hémoglobine. — Elle est plus souvent diminuée que le nombre des hématies.

Leucocytes. — Il existe un certain degré de leucocytose à la période primaire et secondaire. On peut dire que, le plus souvent, on a alors un chiffre ne dépassant pas 10 à 12 000.

Formule. — Aux deux premières périodes il y a polynucléose presque toujours (68 à 76), mais elle est relative. A la période tertiaire, les polynucléaires diminuent (60 à 64).

Les mononucléaires (lymphocytes et grands mononucléaires) varient de 28 à 39 p. 100, et sont plus nombreux à la période tertiaire ; ce sont les petits mononucléaires et les grands qui sont augmentés.

Dans la période secondaire, les polynucléaires éosinophiles peuvent augmenter et atteindre 4 p. 100 ; on a observé parfois quelques très rares myélocytes éosinophiles ou hématies nucléées.

Les Mastzellen sont exceptionnelles.

. Pagniez, *Ann. de dermat. et de syphil.*, 1903, p. 572. — Bosc, *Montpellier méd.*, 1903, p. 169.

73. — TABES.

D'après G. Pardo, certains tabétiques, à la fin de la période préataxique, présentent des signes graves de dénutrition, alors que d'autres sont encore florides, ou tout au moins bien portants ; chez les premiers, il existe une anémie du second degré avec 2 200 000 à 2 940 000 *globules rouges*, les autres oscillent entre 3 800 000 et 4 880 000 globules. Quant aux *leucocytes*, ils varient de 7 500 à 42 000 ; il existe de la poikilocytose, de la polychromatophilie ; les mononucléaires sont parfois très augmentés, surtout les lymphocytes et les petits mononucléaires ; très rarement les polynucléaires sont augmentés ; parfois, il existe de nombreux polynucléaires éosinophiles et, parfois, des mononucléaires éosinophiles. Dans de très rares cas, on trouve quelques globules rouges à noyau.

Sabrazès et Mathis ont observé un taux normal des hématies et une très légère polynucléose neutrophile.

Klippel et Lefas n'ont observé que dans deux cas la polychromatophilie signalée par Pardo, mais sans poikilocytose. Chez certains malades le taux des hématies était normal, variant entre 4 320 et 5 300 000 ; chez d'autres, on avait une légère anémie avec 3 560 à 3 800 000 hématies. Une seule fois le nombre des globules blancs dépassait les limites normales (11 200). Dans les deux tiers des cas, les lymphocytes étaient augmentés; dans un tiers des cas, les polynucléaires dépassaient le taux normal.

Une fois il existait une éosinophilie manifeste atteignant 11 p. 100; dans ce cas, on observait de très rares mononucléaires éosinophiles.

On trouva 1 p. 100 d'*hématies nucléées* dans un sixième des cas.

Terminons en appelant l'attention sur des malades qui au début présentent de la polynucléose, qui ultérieurement fait place à de la lymphocytose.

G. Pardo, *Rivista mensile di neuropat. e psich.*, 1901, p. 2 et 18. — Klippel et Lefas, *Arch. gén. de méd.*, 1903, p. 1025, et *Bull. Soc. Biol.*, avril 1903. — Sabrazès et Mathis, *Bull. Soc. Biol.*, 1902, p. 74.

74. — THYROÏDECTOMIE.

Si la thyroïdectomie est totale, le taux des *globules rouges* descend en trois jours d'un tiers; puis ils remontent si les phénomènes strumiprifs n'apparaissent pas. Cette chute des hématies existe aussi assez nette dans la thyroïdectomie partielle.

Les *globules-blancs*, dans le premier cas, s'élèvent de 17 à 35000 en général (augmentation des polynucléaires); dans le second, elle est moindre, 10 à 18000, et parfois un peu tardive (augmentation des lymphocytes).

Mezincescu, *Mod. du sang après l'extirp. du c. thyr.* (*Arch. de méd. expér.*, 1902, p. 266).

PLANCHE IV

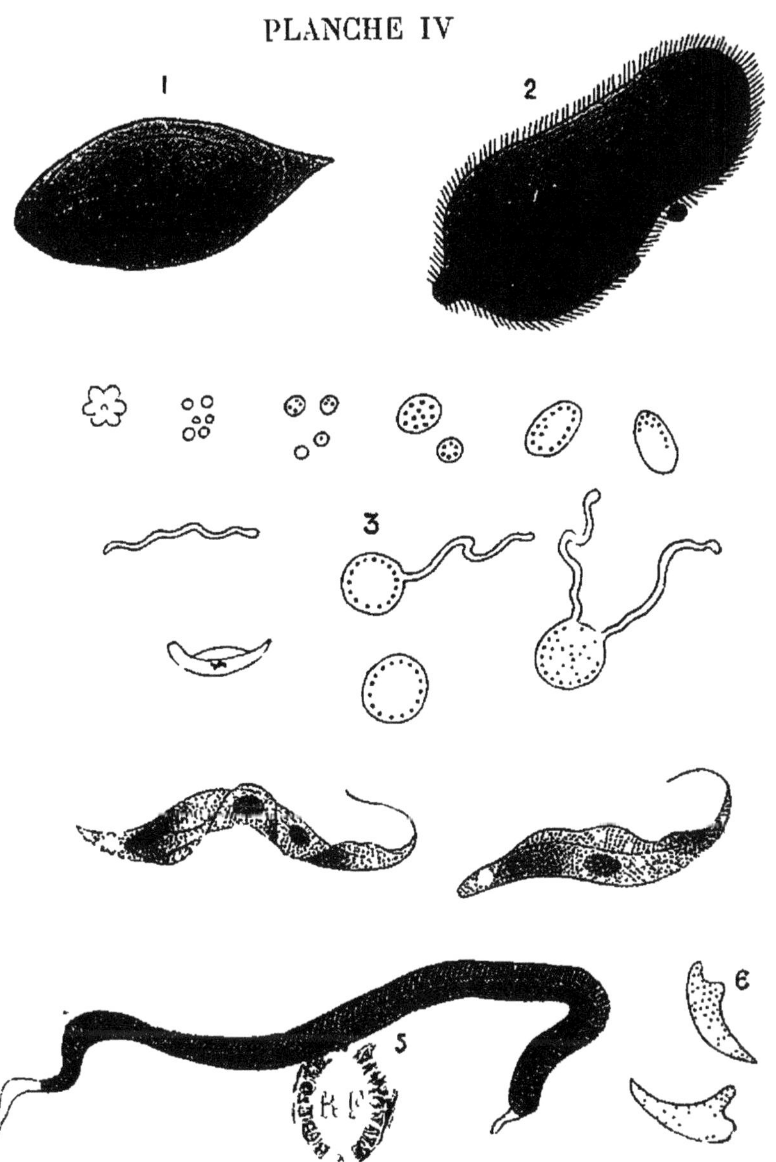

1. OEuf de bilharzia; — 2, Embryon de bilharzia
(gross. 400); — 3, Formes extra-globulaires de l'hématozoaire de la malaria; — 4, Trypanosoma Gambiense
(gross. 700); — 5, Embryon de filaire (gross. 400) : —
6, Crochets d'echinocoque (épanchement pleural
(gross. 400).

75. — TRYPANOSOMIASE.

TRYPANOSOMES. — Les trypanosomes s'observent dans les affections suivantes :

1° Le *nagana*, affection observée dans l'Afrique centrale (Chari, etc.) et qui est due au trypanosome découvert par Bruce en 1894. Dromadaires, chevaux, bovidés ;

2° Le *surra*, maladie signalée dans l'Inde, à Java, aux Philippines, à Maurice, affection due au parasite découvert par Evans en 1880. Chevaux, mulets ;

3° Le *mal de Caderas*, dû au trypanosome d'Elmassian, qui sévit dans le sud de l'Amérique centrale et le Brésil. Le parasite est analogue à celui des affections précédentes. Bovidés, etc. ;

4° La *dourine*, sévissant en Algérie, dans le sud de la France, en Espagne et en Turquie. *Trypanosoma equiperdum* (Doflein) ou *Rougeti* (Laveran). Chevaux ;

5° Le *galziekte*, observé au Transvaal en 1903 par Theiler. Bovidés ;

6° Enfin, *chez l'homme*, où elle constitue une affection spéciale récemment signalée par Dutton (1903) ; on peut également voir parfois des trypanosomes dans le sang des malades atteints de maladie du sommeil (Castellani, 1903).

Technique spéciale. — On utilise, soit des préparations de sang pur examiné entre lame et lamelle, soit des préparations sèches par étalement, fixées à la chaleur ou à l'alcool absolu et colorées à l'hématoxyline-éosine ou au Romanovsky. La fixation aux vapeurs osmiques est à conseiller.

Caractères du parasite (fig. 10). — Pour se familiariser avec l'étude du trypanosome, on peut l'étudier

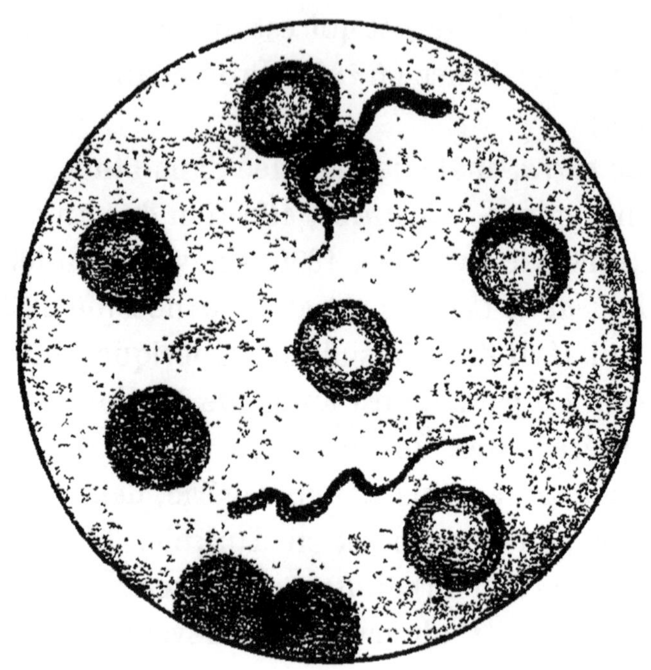

Fig. 10. — *Trypanosoma gambiense* dans le sang frais
(d'après Manson et Daniels).

dans le sang du rat gris, qui, dans 40 p. 100 des cas, même dans nos climats tempérés, héberge un parasite analogue, sinon identique, à celui que Bruce a décrit dans le nagana.

C'est un organisme vermiforme très menu, difficile à voir à un grossissement de 300 diamètres, très net à 900 et 1000 diamètres; il ondule et glisse entre les globules sanguins à la faveur d'un mouvement de vis dû à sa membrane ondulatoire, combiné à des mouvements latéraux de l'extrémité antérieure effilée (*flagellum*) ; le corps du parasite est épais et granuleux, son extrémité postérieure conique et mousse renfermant un espace clair (*vacuole*).

Les frottis de sang, colorés par la méthode de Romanovsky, permettent de voir un ou deux noyaux ovalaires (*macronucleus*) situés vers le milieu du corps, très chromatiques. La membrane ondulante s'attache à la partie postérieure en un point coloré appelé *micronucleus*, et situé immédiatement en avant de la vacuole.

Le *Trypanosoma gambiense* de Dutton, identique pour ainsi dire à celui du caderas, du surra et du nagana, ainsi qu'à celui décrit par Castellani dans le liquide céphalo-rachidien des nègres atteints de maladie du sommeil, a 18 à 25 μ de longueur y compris le *flagellum* ; sa largeur maxima est de 2 à 2,8 μ. Le nombre de parasites varie de 0 à 20 (en moyenne 5) pour 500 leucocytes comptés.

HÉMATOLOGIE. — Quant au sang lui-même, il paraît peu modifié : on compte 3 850 000 à 2 825 000 *hématies* avec abaissement proportionnel de l'*hémoglobine*, 65 à 36 p. 100 ; il n'y a pas de déformations globulaires. Les *leucocytes* ont un taux de 12 000 à 4 200 ; on compte 50 à 55 p. 100 polynucléaires, 22 à 30 grands mononucléaires, 16 à 24 lymphocytes, 1 à 2,5 éosinophiles, 0,15 à 0,48 Mastzellen, 1 à 1,5 formes de

passage, c'est-à-dire qu'il n'existe pas de polynucléose.

DUTTON, *Journ. of tropical medicine*, 1903, p. 363. — MANSON et DANIELS, *Brit. med. Journ.*, 1903, p. 1249 (2 phot.). — BAKER, *Brit. med. Journ.*, 1903, p. 1254. — LEISHMAN, *Brit. med. Journ.*, 1903, p. 1252 (2 phot.).

76. — TUBERCULOSE MILIAIRE AIGUË.

Globules rouges normaux, ainsi que l'*hémoglobine*, ou bien diminution. *Leucocytes* de 3 700 à 5 400. Poly-nucléaires : 65-85 ; lymphocytes : 8-28 ; grands mo-nonucléaires : 3-10 ; formes de passage : 0,80-2,50 ; éosinophiles : 0-1,22 (Giudiceandrea).

77. — TUBERCULOSE PULMONAIRE.

La diminution des *globules rouges* a été surtout étudiée par Malassez et Hayem : on trouve de 4 480 000 à 2 500 000 hématies ; dans le plus grand nombre des cas, l'hypoglobulie s'accentue au fur et à mesure des progrès de l'affection.

Cependant, sous l'influence d'un processus splé-nique (Rendu et Widal, Moutard-Martin et Lefas, Lefas et Bender), cette formule peut changer et faire place à l'hyperglobulie.

L'*hémoglobine* s'abaisse parallèlement jusqu'à 60 ou 50, jamais autant que dans la chlorose vraie (Jaccoud).

Dans la tuberculose expérimentale (Claude et Zaky, Van den Bulke), les hématies s'abaissent parfois au-dessous de 3 000 000, mais rarement.

Les *leucocytes* sont peu modifiés au début : à une période avancée, on peut voir apparaître de la leucocytose, en général modérée. Le total, aux diverses périodes, oscille de 7620 à 35000.

Mais l'adjonction de leucémie peut modifier cet état de chose (Bezançon et Weil) ; la tuberculose, apparaissant au cours de la leucémie, fait rapidement tomber le nombre des globules blancs.

Les polynucléaires augmentent lorsqu'il y a leucocytose ; les lymphocytes sont diminués de nombre dans presque tous les cas ; les grands mononucléaires subissent, d'une façon générale, un accroissement notable, sans que leur nombre vienne à dépasser celui des polynucléaires. Les éosinophiles disparaissent au fur et à mesure des progrès de l'infection.

Enfin, dans le plus grand nombre des cas, l'aspect des diverses variétés leucocytaires présente des altérations de dégénération cellulaire.

MALASSEZ, *Bull. Soc. anat.*, 1874, p. 285. — PAVILLARD, *Rech. sur les leucocytes dans la tub. pulmon.* Thèse de Paris, 1900. — CLAUDE et ZAKY, *Revue de la tuberculose*, 1902, p. 117. — HALBRON, *Le sang dans la tuberc.* (*Rev. de la tuberc.*, 1903, p. 319).

78. — TUBERCULOSE PRIMITIVE DE LA RATE.

Au premier stade, splénique, de l'affection, l'examen du sang ne révèle rien de bien particulier ; les hématies varient de 4640000 à 3200000 ; il n'y a pas de leucocytose (6000 à 7200).

Il n'y a pas de poikilocytose ni de polychromato-philie nettes.

Plus tard, quand le foie est atteint, les *globules rouges*, normaux d'aspect, atteignent les chiffres de 5 250 000 à 8 200 000 par millimètre cube.

L'*hémoglobine* varie entre 0,70 et 0,80.

Les *leucocytes* ne sont pas plus augmentés en général qu'à la période précédente ; cependant, on a vu alors dans quelques cas jusqu'à 31 000 et même 36 000 éléments.

Les polynucléaires et les lymphocytes sont à un taux voisin de la normale ; les éosinophiles également-ment.

Il n'y a ni myélocytes, ni *hématies nucléées*.

·Lefas, *La tuberculose primitive de la rate.* Thèse de Paris, 1903.

79. — TUMEURS MALIGNES.

Le taux des *globules rouges* est des plus variables : sans aller jusqu'à admettre l'hyperglobulie dans les sarcomes, il est certain que ceux-ci se rapprochent davantage du sang normal, au point de vue du nombre des hématies, que les épithéliomas. Dans ces derniers, l'anémie rouge est de règle, mais très variable, légère ou moyenne, oscillant autour de 2 345 000 dans la majorité des cas (moyenne de nombreux cas) ; c'est surtout dans l'épithélioma du col utérin et de l'estomac que peuvent se voir les chiffres minima (544 000, 730 000, 860 000 et 945 000, tels sont les chiffres les plus faibles observés), peut-être à cause des hémorragies capillaires incessantes. Au contraire, les épithéliomas non ulcérés, cancer du sein notamment, comportent plutôt les chiffres maxima observés (par exemple 4 400 000, 4 495 000). A l'influence de l'ulcération, cause-d'hémorragie et d'infection, se joint celle de l'intoxication toxinique cancéreuse, d'où l'on conçoit que dans les épithéliomas, ulcérés ou non, à marche rapide, tel le cancer du pylore avec sténose, le chiffre des hématies soit très souvent peu diminué. C'est dans ce sens qu'il faut interpréter les résultats des auteurs qui, comme Milian, veulent voir dans le taux normal des hématies au cours de certains sarcomes un mode de diagnostic d'avec l'épithélioma : le sarcome comporte souvent un taux normal ou presque normal des hématies, parce qu'il évolue vite, sans ulcération ; tel est, croyons-nous, le raisonnement le plus rationnel.

Quant à l'état des globules rouges à l'*état frais*, on trouve dans l'épithélioma, lorsqu'il y a anémie, même légère, une polychromatophilie avec poikilocytose, globules géants et nains, parfois aspects pseudo-parasitaires, le tout semblable aux aspects que l'on a dans les anémies graves.

Dans quelques cas on a signalé des *hématies nucléées*.

Les *hématoblastes* sont toujours nombreux, d'autant plus qu'il y a forte anémie ; dans ce dernier cas on peut voir, exceptionnellement, des *hématies nucléées*.

L'*hémoglobine* s'abaisse avec le taux globulaire, mais non proportionnellement à lui : on peut avoir 0,20 d'hémoglobine avec 1 000 000 d'hématies et 0,63 avec 545 000 globules rouges.

La question des *leucocytes* dans les tumeurs malignes a déchaîné des discussions interminables ; une moyenne de nombreux cas d'épithéliomas divers donne 12 000 comme chiffre moyen ; certains auteurs ont attribué les leucocytoses extrêmes (55 000 par exemple) à l'épithéliome thyroïdien, d'autres au cancer de l'estomac ; en réalité, il est inexact de dire, par exemple, que le cancer de l'estomac comporte au moins 15 000 à 20 000 globules blancs, alors qu'il en existe des observations publiées où l'on notait 4 500 et même 2 580 leucocytes, alors que dans certains cancroïdes de la verge on peut trouver 7 000 leucocytes et 22 000 dans des épithéliomas squirreux non ulcérés du sein. Et l'on trouve toute une gamme identique de chiffres dans les sarcomes. Tout ce que l'on peut dire, c'est que les leucocytes peuvent être très augmentés dans les tumeurs malignes, et dans ce cas doivent mettre en garde contre un envahissement ganglionnaire probable.

Quant à la formule leucocytaire, elle révèle souvent une prévalence des éléments mononucléés, notamment des grands mononucléaires. Les formes de passage peuvent être nombreuses ; enfin, dans d'autres cas, les polynucléaires ou les éosinophiles sont augmentés. Les chiffres suivants montrent l'absence d'une véritable formule :

Polyn. : 67 à 91. — *Lympho* : 9 à 28. — *Grands mono* : 1 à 8. — *Formes de passage* : 1 à 6. — *Polyn. éosin.* : 1 à 10.

A l'état frais, dans le *sarcome mélanique*, on peut voir parfois des granulations noirâtres de pigment dans le sérum, mais surtout dans les leucocytes (Nepveu).

ALEXANDRE, *La leucocytose dans les cancers.* Thèse de Paris, 1887. — SILHOL, *L'ex. du sang en chir.*, etc. Thèse de Paris, 1903. — DONATI, *Giorn. della R. Acad. di med. di Torino*, juin 1901. — ETT. SAMELE, *Clin. med. ital.*, 1903, p. 304. — TUFFIER et MILIAN, *Bull. Soc. de chir.*, 9 janvier 1901. — HAYEM, *Du sang*, etc. Paris, 1890, p. 945. — KURPJUWEIT, *Ueber das verhalten der grossen mononuklearen Leucocyten*, etc. (*Deutsche medicinische Wochenschrift*, 1903, p. 370). — MARCOTTE, Thèse de Paris, 1902, n° 557. — NEPVEU, *Soc. Biol.*, 1874, p. 82. — DONATO, *Giorn. della R. Acad. di med. di Torino*, 1901.

80. — TUMEURS DU REIN.

Voy. *Tumeurs malignes.*

Le siège n'imprime à la formule sanguine aucun caractère particulier. Les éosinophiles sont normaux (Pieraccini).

81. — VACCINE.

La moyenne des leucocytes est de 12 400.

On trouve 69-71 polynucléaires, 22-28 lymphocytes, 2-4 grands mononucléaires, 0,90-5 polynucléaires éosinophiles, enfin 0,20-0,30 cellules d'irritation de Turk.

82. — VACCINELLE.

Il n'y a pas de leucocytose dans cette affection.

La formule leucocytaire est analogue à celle qui a été exposée précédemment pour la vaccine ; mais, de plus, on constaterait quelques myélocytes.

83. — VARICÉLLE.

La leucocytose est inconstante et fort peu accusée dans tous les cas, les leucocytes restant entre 8 000 et 13 000.

Les leucocytes polynucléaires subissent des variations de taux entre 49 et 57, diminués par conséquent. On trouve les lymphocytes augmentés d'habitude, oscillant entre les chiffres extrêmes de 26 et de 41 ; les grands mononucléaires sont entre 3 et 16 p. 100 ; les polynucléaires éosinophiles varient de 0,66 à 6 p. 100.

Rarement, il est vrai, on peut trouver 0,30 p. 100 de myélocytes éosinophiles, 1,50 p. 100 de myélocytes neutrophiles, 0 à 3 formes de transition et 1 à 3 cellules d'irritation de Turk.

84. — VARIOLE.

Les *hématies* sont diminuées de nombre, mais d'une façon peu accusée, sauf dans les varioles intenses, dans lesquelles leur taux peut tomber à 2 000 000.

Les *plaquettes* sont augmentées de nombre.

A l'état frais, le *réticulum fibrineux* est formé d'un

réseau de fibrilles nettes, augmenté de densité par rapport à l'état normal; il faut faire exception en ce qui concerne les formes hémorragiques.

Il y a un retard léger dans la *coagulation* du sang.

L'*hémoglobine* diminue graduellement dès la période d'éruption (Quinquaud) et cette diminution se poursuit et s'accroît pendant la suppuration, pour atteindre son maximum de diminution à la période de dessiccation des pustules; la réparation se fait très rapidement.

Les *leucocytes* sont augmentés de nombre, mais suivant quelques modalités.

1° Dans les varioles légères, la leucocytose est nulle (6000 à 10000 globules blancs), ou bien le plus souvent entre 10000 et 15000; parfois elle peut atteindre d'une façon momentanée 25000 à 36000.

2° Dans les varioles suppurées, la leucocytose est plus forte (jusqu'à 33796); rarement elle est inférieure à 15000.

3° Dans la variole hémorragique, Weil a toujours noté un taux de globules blancs inférieur à 10000 et même à 6000.

Si l'on consulte la courbe de la leucocytose, on constate que son maximum varie : dans les formes légères, il a lieu en général au début de la suppuration des pustules; dans les formes suppurées, cohérentes ou confluentes, le maximum s'observe soit au moment de la vésiculation, soit au moment de la suppuration ; enfin, dans les varioles hémorragiques, la courbe est difficile à déterminer.

L'étude des formes leucocytaires a montré à Weil que :

1° Dans les varioles légères, la moyenne est de 40 polynucléaires neutrophiles, 45,5 lymphocytes, 5-6 grands mononucléaires, 1-2 polynucléaires éosinophiles. De plus, on trouve 1 myélocyte éosinophile, 2 myélocytes neutrophiles, 0,50 myélocyte basophile, 0,50 Mastzelle, 3 cellules de Turk.

On note de plus 1-2 formes de transition neutrophiles, exceptionnellement quelques *hématies nucléées.*

Les myélocytes disparaissent à la convalescence, en même temps que diminuent les mononucléaires ; puis ensuite les cellules de Turk disparaissent.

2° Dans les varioles suppurées, on rencontre rárement, mais plus fréquemment que précédemment, des hématies nucléées peu nombreuses.

Il y a mononucléose, maxima au moment du début de la suppuration.

On observe les mêmes éléments que nous avons signalés précédemment.

3° Dans les formes hémorragiques, on ne trouve pas de cellules basophiles, soit mononucléées, soit polynucléées. Les myélocytes, notamment les neutrophiles, sont plus abondants que dans les autres formes ; de même, la mononucléose est plus importante.

Le sang est toujours riche en hématies nucléées, normoblastes à un ou deux noyaux, au nombre de 4,5 par lame en moyenne ; Weil en a même compté 30 sur une seule préparation dans un cas de purpura variolique.

E. WEIL, *Le sang et les réact. défensives de l'organ. dans l'infect. variolique.* Thèse de Paris, 1901.

85. — *VERRUGA DU PÉROU (Maladie de Carrion).*

On constate, au point de vue des *hématies*, des lésions anémiques variables comme degré.

Les *hématies nucléées* seraient constantes : elles appartiendraient aux divers types d'érythroblastes, mais ce serait les mégaloblastes qui domineraient.

On trouve parmi les globules rouges de nombreux *corpuscules de Poggi.*

BIFFI, *La cronica medica di Lima*, 31 mai 1903.

86. — *ZONA.*

Il y a augmentation des *leucocytes*, variant entre 11 780 et 17 980 ; plus tard, le chiffre des globules blancs diminue.

Au point de vue de la formule hémo-leucocytaire, on a signalé l'augmentation des polynucléaires neutrophiles et aussi l'augmentation des polynucléaires éosinophiles.

SABRAZÈS et MATHIS, *Ét. du sang (f. hémo-leucocyt.) dans le zona idiopathique (Soc. Biol.,* 1900, p. 1015).

SECONDE PARTIE

CYTOLOGIE

La cytologie clinique, constituant la méthode dite du *cytodiagnostic*, a été introduite dans la pratique par Widal. Elle s'est rapidement étendue aux diverses sérosités ou épanchements organiques et sa valeur, dégagée de toutes considérations de détails, paraît assurément grande, mais inégale suivant ses diverses applications.

Nous exposerons la technique détaillée du cytodiagnostic clinique à propos du liquide céphalorachidien, et nous compléterons, pour les autres applications de la méthode, par des indications spéciales exposées à propos des diverses autres sérosités organiques.

CYTOLOGIE DU LIQUIDE CÉPHALO-RACHIDIEN

Technique. — Elle comprend la soustraction du liquide par ponction lombaire, le traitement du liquide obtenu en vue de la facture des préparations, leur coloration, etc. Nous examinerons successivement ces divers points.

Ponction lombaire. — Le malade est assis, le corps penché en avant, ou bien placé en décubitus latéral, la tête légèrement soulevée par un coussin, les cuisses fortement fléchies sur le bassin, dans la position « en chien de fusil »; on lui dit de « faire le gros dos »; dans cette attitude, les lames vertébrales s'écartent, au maximum, d'environ 1 centimètre et demi. La position assise, que recommandent certains auteurs, selon d'autres provoque l'issue trop brusque du liquide, fatigue le malade et favorise sa réaction de défense musculaire.

Le matériel consiste uniquement en une aiguille de platine iridié, qui plie et ne rompt point, longue de 9 à 10 centimètres et d'un diamètre de 8/10 de millimètre à 1 millimètre; l'extrémité est taillée en biseau pointu, et assez court. L'aiguille n° 2 de l'appareil Potain supplée au besoin cette aiguille spéciale. L'aiguille est maintenue dans l'eau bouillante pendant dix minutes ou, mieux, stérilisée à l'autoclave dans un tube à essai. La région lombaire est désinfectée à l'eau et au savon, puis à l'éther et à l'alcool. L'opérateur se lave les mains. De l'index gauche, il choisit la quatrième apophyse épineuse lombaire, dont une ligne menée par les deux crêtes iliaques affleure le sommet; l'application d'un coton imbibé d'éther produit en ce point une anesthésie suffisante. L'aiguille, bien prise dans la main droite, est piquée au-dessous de l'index gauche, dans le quatrième espace, à un demi-centimètre environ de la ligne médiane épineuse, et dirigée très légèrement en haut et en dedans vers la crête épiphysaire, presque perpendiculairement à la colonne vertébrale (Sicard). Lentement, sans à-coups, elle traverse successivement les masses sacro-lombaires, le ligament jaune inter-laminaire, le canal vertébral, le sac dure-mérien et pénètre dans le confluent sous-arachnoïdien.

Chez l'enfant, l'opération est encore plus facile, car l'échine est plus souple, l'appareil ligamenteux moins résistant et l'intervalle entre les arcs lombaires relativement plus large que chez l'adulte : il suffit de planter l'aiguille sur la ligne médiane et de pousser droit devant soi, en ayant toujours présent à l'esprit que la moelle descend dans le jeune âge jusqu'à la troisième vertèbre lombaire. Même chez l'adulte, la piqûre médiane est possible; on la pratique de plus en plus, car elle facilite beaucoup la ponction. Le liquide tombe goutte à goutte ou en jet dans les tubes stérilisés que l'on a préparés préalablement.

Le liquide prélevé, on retire l'aiguille d'un mouvement brusque et l'on obture l'orifice cutané par un peu de collodion ou par un léger attouchement à la teinture d'iode.

Une ponction bien réglée n'est jamais blanche. Si l'aiguille heurte les lames ou la base de l'apophyse épineuse, l'inclinaison de sa pointe en bas et en dehors la fait pénétrer facilement; si elle bute contre le corps vertébral, un léger mouvement de retrait la ramène dans le confluent. Est-elle obstruée ? le passage d'un fil métallique aseptique la débouche. Parfois, le liquide sort rouge : l'aiguille a lésé de petits vaisseaux méningés ; mais le plus souvent il reprend vite sa limpidité ; s'il coule toujours rutilant, l'aiguille doit être retirée et la ponction refaite.

DÉFIBRINATION. CENTRIFUGATION. — L'idéal est, après avoir recueilli 5 à 10 centimètres cubes de liquide, en ayant soin d'éviter de recueillir la première partie teintée de sang (il faut cependant se rappeler que, dans certains cas pathologiques, le liquide est coloré), de pratiquer la centrifugation immédiate sans défibrination préalable.

Pour pratiquer cette *centrifugation immédiate*, le liquide céphalo-rachidien est, immédiatement après la ponction, centrifugé pendant dix à quinze minutes dans un centrifugeur mécanique ou à main (centrifugeur de Kraus, par exemple) à grande vitesse (2 500 à 3 000 tours à la minute). On décante alors soigneusement le liquide en renversant d'un seul coup le tube, que l'on redresse après l'avoir laissé égoutter sur du papier buvard. On aspire le culot en entier, parfois peu visible à l'œil nu, avec une pipette et l'on en dépose sur des lames de petites gouttelettes séparées, du volume d'une très grosse tête d'épingle, que l'on étale à peine (Widal). On laisse sécher à l'abri de la poussière, de préférence à l'étuve à 37°. On peut alors fixer et colorer.

S'il est nécessaire de *défibriner* le liquide, on recueille le liquide dans un tube de verre épais (tube d'Esbach, par exemple), dans lequel on introduit quelques perles de verre du volume d'un très petit pois. On agite fortement le tube pour battre et dissocier le réseau fibrineux : ce battage demande de quinze à trente minutes. On centrifuge ensuite et l'on opère comme plus haut.

FIXATION. COLORATION. — La fixation à l'*alcool-éther* paraît la plus recommandable pour les usages cytologiques ; néanmoins, on peut fixer par tous les procédés indiqués pages 24 et suivantes.

Les colorations à la *thionine*, au *Unna* et à l'*hématoxyline-éosine* sont les plus employées dans la pratique courante.

On pourrait numérer les éléments au moyen d'un hématimètre en opérant à l'état humide, mais cette numération est souvent trompeuse (Widal).

EXAMEN DES PRÉPARATIONS. — A l'état normal, le liquide céphalo-rachidien ne renferme pas d'éléments cellulaires ou seulement deux ou trois éléments épars dans chaque préparation.

On emploie l'objectif à immersion ou le n° 12 sec avec éclairage Abbé, oculaire 2 ou 3.

ERREURS D'INTERPRÉTATION. — Dans les cas pathologiques, on peut avoir parfois des *cellules endothéliales*, de dimensions énormes, isolées ou réunies par deux ou trois, à noyau nettement circulaire, à large protoplasma uniforme teinté de rose par l'éosine, à contour en général polycyclique, parfois bilobé ; ces cellules sont souvent altérées, gonflées, pâles, à noyau diffus, vacuolisées, déchiquetées, à protoplasma incolore.

Barjon et Mazuel ont bien étudié en détails les altérations que peuvent présenter les *lymphocytes* dans les sérosités organiques ; le protoplasma paraît souvent beaucoup plus abondant qu'il ne devrait être ; il affecte une répartition irrégulière, ses contours dépassant largement le noyau sur certains points et l'effleurant à peine sur d'autres. Les bords de ce protoplasma sont quelquefois déchirés, comme déchiquetés ; sa coloration est variable ; elle est ordinairement peu intense, tantôt légèrement violacée dans les préparations traitées par l'hématéine, absorbant peu les couleurs acides, telles que l'éosine, et quelquefois franchement incolore.

Le noyau est surtout l'élément essentiel du lymphocyte, et ses modifications peuvent gêner beaucoup l'interprétation. Ordinairement il est petit, sphérique, très homogène et fortement coloré. Dans quelques cas, les modifications portent sur la répartition de la chromatine, celle-ci se présentant, par places, sous une plus grande épaisseur, correspondant à des taches foncées, tandis que des portions plus pâles correspondent à de la chromatine diffuse et comme aplatie. Cette disposition, à un examen superficiel, rappelle assez la disposition contournée, multilobée des polynucléaires, et, n'était la faible proportion de l'élément, on pourrait faire cette erreur.

Dans d'autres cas, le noyau du lymphocyte est beaucoup plus pâle et plus étendu; cela tient à ce que la chromatine a été étalée et comme aplatie sur la lame, et qu'elle se présente partout sous une grande minceur au lieu de l'aspect foncé et opaque que lui donne sa disposition sphérique.

La forme de l'élément peut être aussi totalement modifiée sur certaines préparations. Les lymphocytes peuvent apparaître avec une forme allongée, ovalaire, étirés comme des sortes de gros bâtonnets, ou ébauchant vaguement la forme des hématies nucléées des ovipares. Enfin les dimensions de l'élément peuvent être modifiées, et cela toujours dans le sens de l'agrandissement; en effet, un lymphocyte ne peut jamais être diminué de volume, sa forme étant sphérique, et sa structure étant formée surtout de substances nucléaires, beaucoup moins compressibles que le protoplasma. Au contraire, l'étalement et l'aplatissement d'un tel élément peuvent considérablement augmenter ses dimensions, exactement comme une boule de cire molle qui passerait entre deux cylindres compresseurs.

Ces grands lymphocytes pâles se rencontrent très souvent dans les épanchements; les uns les qualifient de petits mononucléaires; d'autres les rapprochent des cellules endothéliales altérées; leur interprétation est souvent difficile pour qui ne connaît pas les métamorphoses que nous venons d'indiquer. On conçoit donc que des observateurs, peu familiarisés avec les examens cytologiques, aient été troublés par la constatation de ces éléments, et aient senti, de ce fait, diminuer leur confiance dans le cytodiagnostic.

Si, à cette déformation des lymphocytes eux-mèmes, nous ajoutons certaines déformations transitoires des autres éléments (*polynucléaires, cellules endothéliales*), qui, à certains stades de leur transformation, peuvent ressembler aussi à un lymphocyte altéré, nous aurons montré l'ensemble des conditions qui fait surgir la pseudo-lymphocytose en face de la lymphocytose, et nous aurons expliqué aussi l'erreur de quelques interprètes trop hâtifs, qui ont cru pouvoir déposséder la seconde au profit de la première.

Quand les éléments cellulaires sont abandonnés dans un liquide *in vitro* après une ponction, comme c'est la règle pour ceux qui préfèrent la méthode de la défibrination à celle de l'examen immédiat, les altérations dont nous venons de parler se multiplient dans de grandes proportions. Il suffit, pour s'en rendre compte, d'examiner un liquide dans les meilleures conditions possibles immédiatement après la ponction, et de faire ensuite d'autres préparations après quinze, vingt-quatre heures. La comparaison de ces préparations avec les premières suffira à le démontrer.

Dans les préparations tardives, nous trouvons toujours un bien plus grand nombre de cellules altérées, déformées, se colorant mal, souvent agglutinées entre elles par des fragments de fibrine, et l'interprétation de ces éléments ne laisse pas que d'être difficile (Barjon et Mazuel).

Descos, *Rev. de méd.*, 1902, p. 815. — Barjon et Mazuel. *Lymphocytose et pseudo-lymphocytose (Arch. gén. de méd.*, 1903, p. 2497). — Trémolières, *Gaz. des hôp.*, 1903, p. 1269.

1. — RACHICOCAÏNISATION.

Signalons, peu après l'injection, une première phase de polynucléose.

2. — FRACTURES DU CRÂNE.

Le liquide, souvent coloré, montre parfois l'existence d'une lymphocytose discrète.

3. — NÉVROSES (ÉPILEPSIE). — ATROPHIE MUSCULAIRE. TUMEURS CÉRÉBRALES.

Il n'y a pas d'éléments figurés en général : parfois de très rares lymphocytes.

4. — DERMATOSE BULLEUSE DE BEHRING-BROCQ.

Milian a observé de la lymphocytose dans le liquide céphalo-rachidien.

5. — SYPHILIS.

D'après Ravaut, les syphilitiques présentant de la lymphocytose céphalo-rachidienne nette sont atteints de manifestations cutanées profondes et intenses ;

au contraire, ceux qui n'offrent qu'une lymphocy-tose nulle ou discrète n'offrent pas de manifestations actuelles de la syphilis ou seulement une roséole, des plaques muqueuses, en un mot des lésions fugaces et peu profondes de la peau.

Les sujets syphilitiques atteints de céphalée secondaire n'offrent pas de lymphocytose rachidienne dans les trois quarts des cas (Milian, Crouzon et Paris).

La lymphocytose serait nette dans la paralysie faciale syphilitique, la névrite optique et l'iritis spécifique (de Lapersonne, Ravaut).

RAVAUT, *Ann. de dermat. et de syphil.*, 1903, p. 537.

6. — *ZONA*.

Brissaud et Sicard ont signalé la lymphocytose ; depuis, Widal et Lesourd, Dopter, etc., ont eu des résultats analogues.

En revanche, Achard, dans de nombreux cas, a eu dans la moitié des cas des résultats négatifs, dans le reste des cas une lymphocytose discrète ; dans un cas, il y avait 6 p. 100 de polynucléaires.

7. — *TABES*.

Milian a montré que les tabes frustes s'accompagnent d'une lymphocytose légère.

En revanche, dans les tabes complets avec ataxie, les lymphocytes sont réellement abondants il en est de même du tabes au début, avec syphilis récente, surtout lorsque l'affection atteint l'axe cérébro-spinal à différents étages.

La médiocrité de la lymphocytose dans un cas de tabes en évolution semble peu favorable à la théorie qui subordonne les lésions des racines à une méningite syphilitique.

La lymphocytose du tabes ne paraît pas modifiée par le traitement mercuriel intensif.

MILIAN, *Ann. de dermat. et de syphil.*, 1903, p. 555.

8. — TUBERCULES DU CERVELET.

On a signalé l'existence de lymphocytose cérébro-spinale et parfois de bacilles de Koch dans le liquide.

9. — TÉTANOS.

Grenet et Detot, Milian et Legros n'ont pas trouvé d'éléments ; de même Ferrier.

10.} — MÉNINGITES BACTÉRIENNES.

Les méningites bactériennes se caractérisent par la polynucléose.

Mais des méningites non tuberculeuses peuvent s'accompagner d'une lymphocytose abondante. Widal et Le Sourd, Sicard et Monod ont constaté celle-ci dans des méningites aiguës syphilitiques guéries par le traitement spécifique ; Méry et Babonneix l'ont relevée au cours de la méningite typhique.

D'autres fois, l'examen cytologique fait tardivement, vers la fin d'une méningite bactérienne, démontre la seule présence des polynucléaires ; les lymphocytes, d'abord notés, ont disparu. Cette lymphocytose est un indice de guérison. Au début, quand l'infection se fait brutale, massive sur le sac arachnoïdo-pie-mérien, sous l'influence d'une bactérie virulente, il y a exode de polynucléaires, qui sont par excellence les éléments de combat. Puis, quand la lutte s'éteint, quand la maladie tend vers la guérison, le polynucléaire laisse la place au lymphocyte (Sicard, Labbé et Castaigne, Achard et Laubry, etc.).

Il faut donc, dans la pratique du cytodiagnostic, éviter certaines erreurs d'interprétation. Au cours des pneumonies avec délire ou même à l'état de santé, le liquide céphalo-rachidien contient parfois des lymphocytes ; mais cette lymphocytose, très discrète, ne saurait être confondue avec la lymphocytose abondante des méningites tuberculeuses.

Examen bactériologique. — La recherche du pneumocoque, du méningocoque, du bacille d'Eberth et des cocci pyogènes se fera sur des préparations fixées à la flamme et colorées au bleu de Lœffler, au bleu de Unna (p. 28) ou à la thionine (p. 29), lavées, séchées et montées au baume. Objectif à immersion ; ocul. 3.

S'il s'agit du pneumocoque, on le reconnaîtra à sa forme ovalaire, lancéolée en grain d'orge, en général en diplocoques et parfois en petites chaînettes de trois ou quatre éléments ; il est entouré d'une auréole claire. Il prend le Gram.

Le méningocoque de Weichselbaum prend le

Gram également, mais diffère du pneumocoque de Talamon par sa forme en grains de café assemblés en diplocoques ; il ressemble morphologiquement au gonocoque.

Trémolières, *Gaz. des hôp.*, 1903, p. 1270.

11. — LEUCÉMIE.

On trouve de très rares globules rouges et leucocytes (Ferrier).

12. — MÉNINGITE TUBERCULEUSE.

Dans la méningite tuberculeuse, l'examen cytologique révèle une lymphocytose pure ou prédominante, mêlée parfois de quelques polynucléaires ou de quelques cellules endothéliales desquamées (Widal, Sicard).

Cependant quelques auteurs, dans des méningites tuberculeuses confirmées, ont constaté la prédominance des polynucléaires sur les lymphocytes. Lewkowicz attribue cette polynucléose à l'existence des foyers caséeux anciens des méninges. Bernard, Bruneau, etc., l'imputent aux associations microbiennes qui se joignent parfois à la tuberculose méningée.

La constatation d'une lymphocytose marquée n'indique un processus tuberculeux qu'autant que l'examen clinique révèle des signes de méningites aiguës ; certaines maladies chroniques du système nerveux, comme le tabes, la paralysie générale, la sclérose en plaques, la syphilis chronique cérébro-spinale, produisent en effet dans le liquide céphalo-rachidien un afflux lymphocytaire.

Ces réserves faites, la seule présence dans le liquide céphalo-rachidien de lymphocytes ou de polynucléaires suffit dans la plupart des cas à révéler la nature tuberculeuse ou non tuberculeuse d'une méningite aiguë.

Examen bactériologique. — Le seul signe *certain* de la nature tuberculeuse d'une méningite est la découverte du bacille de Koch dans le liquide céphalo-rachidien.

On peut l'y rechercher directement, à l'aide du microscope. Le culot obtenu par la centrifugation de 5 à 10 centimètres cubes de liquide est étalé sur plusieurs lamelles couvre-objet, comme pour un examen cytologique ; on fixe les préparations par trois passages à la flamme et on les colore par la méthode habituelle de Ziehl.

On fait bouillir les lamelles quelques secondes dans une capsule, de préférence une capsule de platine, renfermant du liquide de Ziehl qui a la formule suivante :

Fuchsine *basique*......................	1 gr.
Acide phénique cristallisé.............	5 —
Alcool absolu.........................	10 cc.
Eau distillée......	100 —

Faire dissoudre vingt-quatre heures la fuchsine

dans l'alcool absolu ; ajouter l'eau, puis l'acide phénique. Filtrer après dissolution complète.

Les lamelles sont retirées dès que le liquide commence à refroidir. Laver à l'eau. Décolorer dans le bain suivant :

Eau distillée..........................	90 cc.
Acide sulfurique officinal..............	20 —

Laver avec soin dans plusieurs eaux. Décolorer au besoin par un nouveau passage dans l'eau sulfurique. Relaver alors. La préparation doit être à peine rosée.

Recolorer deux à cinq secondes avec de la thionine, bleu de Unna, de toluidine ou de méthylène.

La recoloration du fond n'est pas nécessaire, mais facilite la mise au point. Laver à l'eau. Laisser sécher à l'air libre. Xylol. Baume. Examiner à l'objectif à immersion ou le 12 sec (ocul. 2 ou 3).

Les bacilles sont toujours extrèmement rares, et il faut les chercher avec soin. Ils apparaissent sous forme de très fins bâtonnets droits ou arqués, de longueur variable, colorés uniformément en rouge, ou parsemés de petites zones claires qui lui donnent un aspect granuleux.

TRÉMOLIÈRES, *Gaz. des hôp.*, 1903, p. 1270.

13. — *HÉMORRAGIE MÉNINGÉE.*

Le liquide, d'après Tuffier et Milian, est teinté

. uniformément ; de plus, les hématies se déposent ultérieurement dans le fond du tube. Cette coloration du liquide est franchement jaunâtre (Bard).

On recueille successivement du liquide dans trois tubes : la teinte doit être uniforme dans ces trois tubes, sinon il s'agit d'une hémorragie accidentelle produite par l'aiguille.

Au début de l'hémorragie, il n'y a pas d'éléments leucocytaires dans le liquide céphalo-rachidien, puis ensuite il y a polynucléose, suivie, plus tard, de lymphocytose (Sicard, Brécy).

Il existe également un processus hémolytique ; les hématies présentent des altérations extrêmement prononcées ; leur forme se modifie rapidement ; beaucoup de globules rouges perdent leur hémoglobine et apparaissent pâles (achromatocytes de Hayem). Puis enfin, quelques jours après le début de l'affection, on voit dans le liquide des débris incolores, vestiges de globules hémolysés.

Sabrazès et Muratet ont signalé des cellules hématomacrophages fréquentes : éléments mononucléés, déchiquetés ou vacuolaires, renfermant des sphères jaunâtres ou verdâtres, vestiges de globules rouges phagocytés.

FROIN, *Gaz. des hôp.*, 1903, p. 1257. — SABRAZÈS et MURATET, *Soc. de Biol.*, 1903.

14. — MALADIE DU SOMMEIL (M'NTANSI).

Le parasite a été découvert en 1902 par Aldo Cas-

LEFAS. — Hématologie et cytologie.   10

tellani : on pratique une ponction lombaire ; on laisse écouler la première portion du liquide mêlée de sang et l'on recueille ensuite au moins 10 centimètres cubes que l'on centrifuge pendant quinze minutes.

On prélève ensuite le sédiment blanchâtre du fond de l'éprouvette, et l'on y décèle facilement les trypanosomes en déposant le sédiment, sans coloration, entre lamelle et lame.

Une espèce à part a été faite par Kruse du trypanosome que l'on trouve dans la maladie du sommeil. Il appartient certainement au groupe de trypanosomes constitué par le trypanosome d'Ewans, celui de Bruce, celui d'Elmassian, le trypanosome de Nepveu (*gambiense*). Les différences entre ces trypanosomes sont si minimes que quelques auteurs en font de simples variétés d'une même espèce.

Les caractères qui seraient les plus fréquents en ce qui concerne le trypanosome de la maladie du sommeil, concordants avec les résultats les plus récents de Bruce, sont la position du *micronucleus* très près de l'extrémité postérieure, et le peu de longueur totale du parasite. Un autre caractère de différenciation serait le suivant : alors que la majeure partie des autres trypanosomes, tels que le trypanosome d'Elmassian, le trypanosome *gambiense*, etc., se meuvent le flagellum en avant, en ce qui concerne celui de la maladie du sommeil, la locomotion se fait toujours l'extrémité postérieure en avant.

On doit, pour ce trypanosome comme pour les autres, admettre les insectes comme agents de propagation (*Glossina palpalis*, Sambon).

(Pour plus de détails sur la morphologie des trypanosomes, voy. p. 142.)

A. CASTELLANI, *J. of tropical medicine*, 1er juin 1903. — *Proceedings of the R. Soc.*, 8 mai 1903. — *Archiv für Schiffs und Tropen Hygiene*, Band VII, 1903. — KRUSE, *Sitzungsb. der Nieder Gesellsch. f. Natur. und Heilkunde*, 18 mai 1903. — SAMBON, *Archiv für Schiffs und Tropen Hygiene*, Band VII, 1903, p. 386.

15. — THROMBOSE DES SINUS.

Il semble que le cytodiagnostic soit négatif dans cette affection (Nobécourt et Vitry, Variot).

16. — PARALYSIE GÉNÉRALE.

Seglas et Nageotte ont des premiers signalé la lymphocytose dans la paralysie générale. Devaux et Dupré ont eu des résultats analogues.

Cette lymphocytose est presque constante ; néanmoins il existe de rares cas de paralysie générale vraie, vérifiée à l'autopsie, dans lesquels la lymphocytose est apparue tardivement et même dans lesquels le malade succomba sans en avoir présenté (Achard et Grenet).

Il n'en est pas moins vrai que la lymphocytose constitue un des bons signes diagnostiques de l'affection, dans la grande majorité des cas.

17. — MÉNINGITE CHRONIQUE ALCOOLIQUE.

Dufour a vu une lymphocytose abondante.

18. — MALADIE DE FRIEDREICH.

Il y aurait également de la lymphocytose (Barjon et Cade).

19. — SCLÉROSE EN PLAQUES.

La lymphocytose a été vue par Carrière, par Babinski et Nageotte.

20. — DÉMENCES.

Le cytodiagnostic serait négatif dans la démence par ramollissement, la mélancolie, la démence précoce, la démence sénile (Dupré et Devaux).

CYTOLOGIE DES ÉPANCHEMENTS PÉRICARDIQUES

Technique spéciale. — Elle est identique à celle exposée pour le liquide céphalo-rachidien ; néanmoins, le liquide recueilli par ponction du péricarde étant le liquide le plus riche en fibrine de l'économie, la défibrination est presque toujours nécessaire.

Caractères. — A l'état normal, le peu de liquide que contient le péricarde ne renferme pas d'éléments figurés ; dans la *péricardite tuberculeuse,*

Rendu a observé de nombreux lymphocytes, quelques polynucléaires, quelques cellules endothéliales et des hématies ; Barjon et Cade ont vu 97 p. 100 de polynucléaires, alors que dans la plèvre du même sujet il existait seulement 6 p. 100 de polynucléaires ; Weil a observé une formule lymphocytaire.

Dans la *péricardite brightique* (Dopter et Tanton), il y aurait eu lymphocytose marquée, polynucléaires en moyenne abondance, grande quantité de cellules endothéliales dégénérées.

Dopter et Tanton, *Soc. méd. des hôp.*, 12 juill. 1901, p. 838.

CYTOLOGIE DES ASCITES

Grenet et Vitry ont bien étudié la cytologie des ascites ; d'après ces auteurs, le cytodiagnostic des épanchements péritonéaux ne semble pas avoir, jusqu'ici, donné des renseignements très précis sur la cause de l'ascite. Ils ont pratiqué l'examen cytoscopique d'ascites d'origine diverse, et voici les résultats auxquels ils sont arrivés :

Dans la *cirrhose alcoolique*, ils n'ont trouvé que des cellules endothéliales et quelques lymphocytes.

Dans l'*ascite mécanique* due à un kyste de l'ovaire, ils ont constaté également des placards endothéliaux et quelques lymphocytes.

Dans la *péritonite tuberculeuse*, on trouve des lymphocytes, quelques globules rouges, mais pas de cellules endothéliales.

Dans l'ascite symptomatique apparue au cours de l'évolution d'une *tumeur* végétante *de l'ovaire*, l'examen a montré, indépendamment de quelques lymphocytes, de grandes cellules caliciformes et des cellules multinucléées en voie de dégénérescence graisseuse ou muqueuse.

Enfin, dans le *cancer du péritoine*, on obtient des résultats tout à fait variables : tandis que parfois on ne trouve que des lymphocytes, de grands mononucléaires et des globules rouges, sans cellules endothéliales, dans l'autre cas on constate des placards endothéliaux et des polynucléaires, associés à des lymphocytes, de grands mononucléaires, et un nombre variable de globules rouges.

Dans la *généralisation péritonéale* consécutive à un cancer de l'estomac, on peut trouver, indépendamment des placards endothéliaux et des lymphocytes, des formes d'aspect tout à fait anormal : des hématies nucléées, des mononucléaires à protoplasma fortement basophile analogues aux plasmazellen, et enfin des polynucléaires dégénérés, avec des noyaux fragmentés en un nombre variable de grains sphériques inégaux prenant vivement les colorants nucléaires, le tout rappelant en somme des leucocytes en pycnose.

De tous ces examens, on ne peut tirer aucune conclusion positive. Cependant, on peut confirmer les données de Tuffier et Milian, pour établir le diagnostic cytologique entre la péritonite tuberculeuse et le kyste de l'ovaire, et même l'ascite symptomatique d'un kyste ovarique ; la constatation de grosses cellules vacuolaires en voie de dégénérescence, cellules dont l'existence avait été signalée depuis longtemps (Gundelach), permettra peut-être de porter le diagnostic de kyste, plus facilement que les modifications des albumines et de la fibrine.

De plus, il semble que les ascites d'origine mécanique, de même que les pleurésies des cardiaques et des brightiques, contiennent surtout des placards endothéliaux.

Dans la *leucémie myélogène,* on trouve en proportions variables, quand il y a ascite, les différents types d'éléments du sang.

Enfin, la réaction uniquement lymphocytaire de la séreuse péritonéale ne doit pas être considérée comme pathognomonique de la tuberculose, bien que Bezançon et Griffon l'aient constatée dans la péritonite tuberculeuse expérimentale et d'autres auteurs chez l'homme ; en effet, la même formule peut se retrouver dans le cancer du péritoine.

Le cytodiagnostic des ascites paraît donc d'un intérêt clinique modéré.

II. Grenet et G. Vitry, *Cytologie des ascites (Bull. Soc. Biol.,* 1903, p. 959). —Tuffier et Milian, *Soc. Biol.,* 1901, p. 436.

CYTOLOGIE DES ÉPANCHEMENTS PLEURAUX

Technique. — Les ponctions, renouvelées à moins de un mois d'intervalle, sont sans valeur, car elles produisent une augmentation des polynucléaires.

On doit centrifuger rapidement le liquide, le plus souvent riche en fibrine (Voy. p. 157).

I. — PLEURÉSIE TUBERCULEUSE PRIMITIVE.

Elle se caractérise par la présence presque exclusive de petits lymphocytes très confluents, toujours mêlés à un nombre plus ou moins considérable de globules rouges.

Widal et Ravaut ont observé au début une petite proportion de polynucléaires, inférieure à 10 p. 100 ; ces éléments disparaissent très rapidement ; ils n'ont pas trouvé, dans aucun cas, de placards endothéliaux.

Wolff, Barjon et Cade ont montré cependant que cette formule était trop absolue et que les polynucléaires étaient constants dans les dix premiers jours et en proportion d'autant plus grande que l'on était plus près du début : ils ont pu voir à ce moment (trois jours après le début) 68 p. 100 de polynucléaires. Les cellules endothéliales, à ce moment, existent très souvent et peuvent atteindre exceptionnellement, 60 p. 100.

La formule de Widal reste vraie à la période d'état de l'épanchement, les polynucléaires et les cellules endothéliales disparaissant rapidement.

On peut observer une *éosinophilie relative* de 2 à 5 p. 100 éléments (Barjon et Cade).

2. — *PLEURÉSIE TUBERCULEUSE SECONDAIRE.*

Ravaut a montré que les éléments y sont en petit nombre, altérés, irréguliers, déchiquetés, vacuolaires, renfermant souvent des granulations graisseuses. On voit quelques globules rouges, des polynucléaires déformés et altérés, à noyau peu visible, ne se reconnaissant souvent que par la réaction neutrophile de leurs granulations. Ces polynucléaires dominent ; les mononucléaires, à noyau souvent peu apparent, sont bien plus rares.

Néanmoins, dans la suite, la forme peut changer et devenir lymphocytique.

Les cellules endothéliales sont exceptionnelles et, dans ce cas, toujours à l'état d'unités.

3. — *PLEURÉSIE RHUMATISMALE ; A FRIGORE.*

Au point de vue cytologique, on n'a pas de résultats bien nets : tantôt on ne trouve que des polynucléaires et quelques rares lymphocytes et grands mononucléaires, quelques placards endothéliaux ; ou bien les cellules endothéliales sont extrèmement nombreuses, phagocytant parfois des polynucléaires ou des globules rouges ; ou bien enfin le nombre des polynucléaires et des lymphocytes se balance, en même temps qu'il y a de nombreuses cellules endothéliales.

Dans ces épanchements on peut observer une *éosinophilie vraie*, signalée par Barjon et Cade, qui atteint 10 à 74 p. 100 et qui semble avoir une signification différente de l'éosinophilie relative de certaines pleurésies tuberculeuses.

En admettant donc qu'il faille encore rester sur la réserve au point de vue de la valeur diagnostique de l'éosinophilie vraie, on ne peut se refuser à admettre qu'elle est l'indice d'un pronostic favorable. Car, même en admettant que la discussion incline à pencher en faveur de la tuberculose, là où cette discussion reste ouverte, on ne peut moins faire que de reconnaître qu'il s'agit d'une tuberculose singulièrement atténuée. Il y a là réellement l'ébauche d'un véritable *cytopronostic* (Barjon et Cade).

4. — *PLEURÉSIES MÉCANIQUES* (hydrothorax, congestion cardiaque, infarctus).

Ravaut exprime l'opinion que ces pleurésies sont caractérisées par les placards endothéliaux, auxquels s'adjoignent, quand l'épanchement vieillit, de nombreux lymphocytes.

Dans certains cas (infarctus), les polynucléaires se joignent aux éléments précédents : si la congestion est accusée, on peut arriver à avoir 95 p. 100 de polynucléaires (Barjon et Cade).

5. — *PLEURÉSIES DE VOISINAGE.*

Dans les cas d'abcès du foie, etc., Ravaut a constaté la présence de polynucléaires assez abondants, de cellules endothéliales et de lymphocytes.

6. — *HÉMOTHORAX.*

On trouve un petit nombre de cellules endothéliales, et un nombre à peu près égal de polynucléaires et de lymphocytes : les polynucléaires disparaissent ensuite (Tuffier et Milian).

7. — *PLEURÉSIES PNEUMOCOCCIQUES.*

Les polynucléaires neutrophiles dominent de beaucoup à toutes les périodes (plus de 50 p. 100), les éléments cellulaires sont très nombreux. On voit parfois un assez grand nombre de cellules endothéliales, mais celles-ci disparaissent assez rapidement ; certaines peuvent renfermer des polynucléaires.

Si les polynucléaires deviennent de plus en plus nombreux, c'est l'indice de la transformation purulente de l'épanchement.

8. — *PLEURÉSIES STREPTOCOCCIQUES.*

Les polynucléaires forment la presque totalité des éléments cellulaires, que le liquide soit ou non purulent.

9. — *PLEURÉSIES ÉBERTHIENNES.*

Souvent, nombreux globules rouges ; les polynucléaires sont au nombre de 40 à 80 p. 100, plus nombreux dans la forme hémorragique que dans la forme séro-fibrineuse. Il y a aussi des lymphocytes et des cellules endothéliales (Ravaut).

10. — *PLEURÉSIES CANCÉREUSES.*

Outre des globules rouges en général assez nombreux, de rares polynucléaires, de nombreux lymphocytes, quelques cellules endothéliales, on voit les *cellules cancéreuses* de dimensions gigantesques, dont une seule dans certains cas suffit à couvrir tout le champ du microscope ; leur noyau est volumineux, bourgeonnant, parfois multiple, leur protoplasma assez vivement coloré. Ces cellules sont au moins de la taille d'un gros mononucléaire ; d'autres atteignent quatre ou cinq fois cette taille ; 3 à 20 cellules peuvent être soudées ensemble. Le protoplasma arrondi ou ovalaire, avec parfois des incisures irrégulières, renferme des vacuoles parfois très volumineuses, des hématies ou granulations protoplasmiques provenant de leucocytes phagocytés, souvent des granulations graisseuses et des grains iodophiles glycogène. Le noyau peut lui-même être vacuolisé de ou en voie de mitose.

Ph. Rondeau, qui a publié un travail très complet sur ce sujet et nous a permis de reproduire la

PLANCHE V

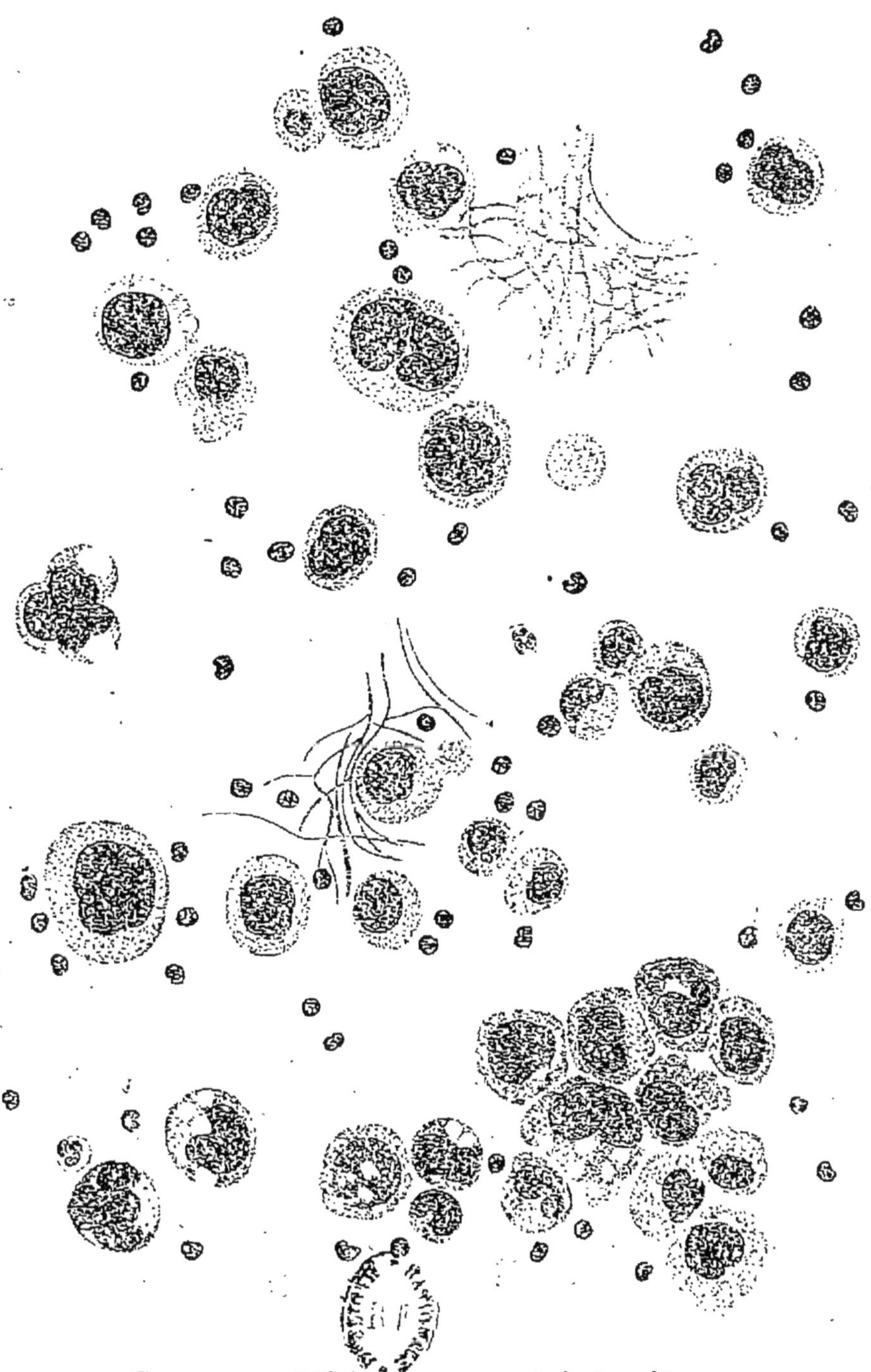

Cancer primitif du poumon et de la plèvre.

ssissement : 500/1. — Microscope Zeiss. — Objectif immersion 1/12. — Oculaire 4.

planche V, qui représente une préparation cytologique de pleurésie épithéliomateuse primitive, a insisté sur la présence et la valeur de la constatation du glycogène dans ces cellules, et fait remarquer avec justesse que le glycogène, vu sa solubilité, disparaît rapidement par le séjour des cellules cancéreuses au sein du liquide de l'exsudat.

II. — *PLEURÉSIE LEUCÉMIQUE* (L. myélogène).

Mêmes éléments et en mèmes proportions que dans le sang leucémique, mais il y a moins de myélocytes éosinophiles et d'hématies nucléées que dans ce dernier (Schupfer).

RAVAUT, Thèse de Paris, 1901. — BARJON et CADE, *Éosinophilie pleurale* (*Arch. gén. de méd.*, 1903, p. 1859) ; *Sur l'interprétation de la formule cytologique, etc.* (*Bull. Soc. méd. hôp. Lyon*, 1902), et *Ex. cytol. des épanchements pleuraux* (*Lyon méd.*, 1901). — PH. RONDEAU, *Contr. à l'étude des cancers primitifs du poumon et de la plèvre.* Thèse de Paris, 1903 (Naud). — LABBÉ, DELILLE et AGUINET, *Bull. Soc. anat.*, 1902, p. 507.

CYTOLOGIE DES HYDROCÈLES

L'*hydrocèle essentielle* se caractérise (Barjon et Cade), dans la moitié des cas, par la présence de spermatozoïdes au nombre de 3 à 82 p. 100 des éléments renfermés dans le liquide : on en trouve en moyenne une trentaine.

La plupart des spermatozoïdes qu'on y rencontre

LEFAS. — Hématologie et cytologie.   11

sont très notablement altérés et ces altérations sont la preuve qu'ils existent depuis longtemps dans le liquide. Ils sont déformés, la tête a perdu sa forme triangulaire pour devenir ovale à contours irréguliers, elle fixe moins énergiquement les matières colorantes nucléaires; la queue est souvent raccourcie, tronquée ou totalement amputée; enfin bon nombre de ces organismes, au lieu de flotter librement dans le liquide, sont englobés et phagocytés par les cellules endothéliales (Barjon et Cade).

Un certain nombre d'hydrocèles essentielles, surtout celles ponctionnées antérieurement, ne renferment pas de spermatozoïdes. Jamais ces derniers ne se rencontrent dans les hydrocèles symptomatiques (tuberculose, syphilis, sarcome, etc.)

De plus, dans l'hydrocèle essentielle on observe 10 à 100 p. 100 de cellules endothéliales : elles sont constantes ; seules ou avec les spermatozoïdes, ce peuvent être les seuls éléments du liquide, mais souvent on trouve aussi des lymphocytes (1 à 60) et parfois quelques rares mononucléaires, des polynucléaires (1 à 64). Les éosinophiles, inconstants aussi, varient, dans les cas où ils existent, de 1 à 25. Enfin on peut voir, de temps en temps, quelques noyaux libres, déformés.

Le liquide des *kystes spermatiques* montre 95 à 98 p. 100 de spermatozoïdes, et de très rares éléments cellulaires.

Enfin, dans les *hydrocèles symptomatiques*, on trouve

soit une prévalence des polynucléaires avec lymphocytes et grands mononucléaires, avec ou sans éosinophiles ou cellules endothéliales, soit une formule lymphocytaire avec rares polynucléaires et mononucléaires, soit enfin des cellules endothéliales et des lymphocytes. La prédominance des lymphocytes se voit surtout dans la syphilis et la tuberculose. Dans certains cas de sarcome ou d'orchite chronique, on peut ne trouver que de rares éléments cellulaires avec parfois des globules rouges. La prédominance des polynucléaires s'observe surtout dans la blennorragie, l'orchite aiguë.

Barjon et Cade, *Arch. gén. de méd.*, 1903, p. 2177. — Julliard, *Rev. de chir.*, 10 févr. 1902. — Tuffier et Milian, *Soc. Biol.*, 5 janv. 1901. — Widal et Ravaut, *Ibid.*, 22 déc. 1900.

CYTOLOGIE DES ARTHROPATHIES

Dans l'arthrite *blennorragique* aiguë, il y a polynucléose. De même dans l'arthrite *rhumatismale* aiguë ; dans les formes chroniques, on trouve des cellules endothéliales et des lymphocytes.

Dans l'*arthrite tuberculeuse*, on trouve des endothéliums et des lymphocytes.

Les endothéliums et les hématies sont l'apanage des arthrites *mécaniques* et de l'*hygroma*.

Julliard, *Loc. cit.*

CYTOLOGIE DES KYSTES

Dans les *kystes séreux congénitaux* du cou et des membres, on trouve peu d'éléments, ou encore une formule lymphocytaire presque pure, avec parfois nombreux globules rouges (Klippel et Lefas).

Dans les *kystes de l'ovaire*, on constate une très grande variété de cellules dont les plus caractéristiques sont de grosses cellules rondes ou plus souvent ovalaires pourvues d'une multitude de vacuoles, et des cellules cylindriques dont l'un des pôles présente parfois des cils vibratiles (Tuffier et Milian) ; ces cellules sont souvent cinq fois grandes comme un leucocyte ; souvent aussi.on trouve des cristaux de cholestérine et des hématies.

Dans le *lymphangiome circonscrit* on trouve (Gaucher et Lacapère) quelques hématies, de nombreux polynucléaires (50 p. 100 environ), 0,3 à 0,5 éosinophiles, 30 à 40 mononucléaires presque tous de grande taille, enfin des leucocytes (10 p. 100 environ) en pycnose.

Dans les *kystes hydatiques*, on recherchera par centrifugation les crochets d'échinocoques (Voy. p. 157 et planche IV, 6).

Kystes spermatiques (p. 182).

ÉPREUVE DU VÉSICATOIRE

Technique. — On place un vésicatoire de 4 à 5 centimètres᾽ de côté ; au bout de huit à dix heures *au plus*, le liquide de la bulle est recueilli, centrifugé, décanté, le culot étalé sur lame et coloré après fixation (Voy. p. 24).

Au besoin, on défibrinerait le liquide.

La *formule* de l'individu *normal* (Roger et Josué) se résume ainsi dans la majorité des cas :

Polynucléaires neutrophiles..	65 à 77,8 p. 100.
Polynucléaires éosinophiles..	25,6 à 19,2	—
Grands mononucléaires......	1 à 0	—
Petits mononucléaires.......	8 à 3	—
Cellules de vésicatoire.......	0,5 à 0	—

Les *cellules du vésicatoire* sont des éléments pourvus d'une mince couche de protoplasma teinté en jaune brun par le triacide, en rose par l'éosine ; leur noyau rond ou ovalaire, pâle, est mal limité, à contours diffus. On ignore leur signification.

Les éléments sont souvent dégénérés, renferment une forte proportion de glycogène, surtout au niveau des polynucléaires (Pieraccini).

La *valeur* de cette épreuve paraît presque nulle et ne fournit rien que la clinique ne puisse donner ; du reste, c'est une méthode qui tend à devenir historique et qui, en pratique, n'est jamais faite. Elle se borne, en effet, à la constatation de l'éosinophilie, seule chose intéressante. On a trouvé parfois de rares myélocytes éosinophiles ou neutrophiles.

Amygdalite aiguë. — Polynucléaires éosinophiles absents.

Broncho-pneumonie. — Absence de polynucléaires éosinophiles.

Érysipèle. — 0 à 4 polynucléaires éosinophiles (plus nombreux à la fin de l'affection).

Érythème polymorphe. — En moyenne : 3,5 polynucléaires éosinophiles.

Fièvre typhoïde. — 5 à 6 éosinophiles dans les septénaires d'état.

Grippe. — 6 à 13 éosinophiles (plus nombreux à la fin).

Leucémie myélogène. — Très peu ou pas d'éosinophiles, quelques Mastzellen, formes de passage (Schupfer).

Pneumonie. — Éosinophiles augmentant de 2,9 à 22 p. 100 du deuxième au quatorzième jour.

Pleurésie aiguë. — 7 à 18 éosinophiles (plus nombreux à la fin).

Oreillons. — Pas d'éosinophiles.

Rhumatisme aigu. — 9,3 à 17 éosinophiles (plus nombreux à la fin).

Tuberculose pulmonaire. — En général pas d'éosinophiles à la deuxième période, ou de 0 à 4. Au début : 8 à 16. Chez le vieillard : 7 à 9.

Zona ophtalmique. — 1 à 1,5 éosinophiles.

Roger et Josué, *L'épreuve du vésicatoire* (*Presse méd.*, 1901, p. 215). — V. Audibert, *L'éosinophilie du vésicatoire* (*Presse méd.*, 1902, p. 1255).

CYTOLOGIE DES VÉSICULES, BULLES

Technique. —Prélever la sérosité, centrifuger, etc.

Dermatite bulleuse de Duhring-Brocq. — On trouve 12 à 54 p. 100 polynucléaires éosinophiles plus ou moins dégénérés. De plus, on a 45-49 polynucléaires ordinaires et 30-35 éléments mononucléés pour 100.

Cette éosinophilie, signalée par Leredde, a été niée par Milian.

Dermatite pustuleuse de Hallopeau. — Mêmes considérations.

Autres dermatites bulleuses. — Pas d'éosinophilie, mais dans le zona on a 79 p. 100 de polynucléaires ordinaires et 19 p. 100 de lymphocytes, puis les polynucléaires éosinophiles apparaissent au sixième jour.

Herpès gestationis. — Éosinophilie.

Voy. *Annales de dermatol. et de syphil.*, 1897 à 1899 (table des matières).

CYTOLOGIE DES URINES

L'urine doit être fraîchement émise dans plusieurs verres, pour faciliter la différenciation des cellules vésicales et rénales. Centrifugation pendant dix minutes. Ne pas ajouter de formol, etc., aux urines pour les conserver : tout au plus un peu d'acide osmique ou de Flemming. Examiner sans coloration entre lame et lamelle.

A l'état normal (fig. 11), on trouve seulement quelques cellules plates urétrales ou vésicales, larges, souvent avec petites vacuoles, divers cristaux ; à l'état pathologique, les cellules rénales sont plus

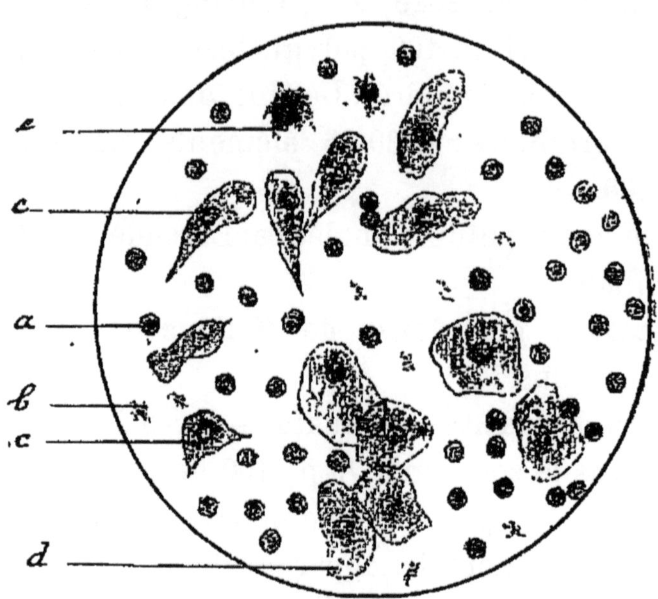

Fig. 11. — Éléments cellulaires trouvés dans l'urine, dans un cas de cystite chez une femme : *a*, leucocyte ; *b*, leucocyte dégénéré ; *c*, cellules vésicales ; *d*, épithélium vaginal ; *e*, cellule épithéliale altérée (préparation non colorée).

petites, presque arrondies ou vaguement cubiques ; les cylindres présentent différents aspects que nous ne pouvons décrire ; on peut trouver des hématies et des leucocytes, des spermatozoïdes, des granulations graisseuses (1) ; on pourra au besoin rechercher

(1) Voy. ALQUIER et LEFAS, *Guide prat. d'histologie.* Paris, 1902, p. 372 et suiv. (Baillière).

le bacille de Koch. Enfin, on peut trouver les parasites suivants :

Bilharziose (gross. $= 100$). — On peut déceler
alors des œufs, ou plus rarement le distome lui-
même (*Distomum* ou *Schistosomum* *hœmatobium*)
embryonnaire. Employer la cellule à rigole, comme
pour le sang frais.

L'œuf est ovale, allongé, ayant 135 à 160 µ de
long sur 45-60 µ de large, et porte à une des extrémités polaires une pointe acérée de 20 µ de longueur ;
la coque est lisse. Rarement l'éperon peut être latéral
ou encore très petit. Au bout de quelque temps, si
l'on ajoute quelques gouttes d'eau à l'urine, l'enveloppe de l'œuf se rompt et l'embryon apparaît,
mobile, traînant parfois à sa suite sa coque ovalaire
lacérée : cet embryon est cilié sur sa périphérie,
nage dans le liquide, puis ralentit ses mouvements,
s'arrête et meurt en émettant des globules sarco-
diques (planche IV, 1 et 2).

Crochets d'échinocoque (gross. $= 300-400$). — Longs
de 20 µ environ. Caractéristiques (planche IV, 6).

Filaire du sang. — Voy. p. 94.

LAVERAN et BLANCHARD, *Les hématozoaires,* t. II (vers du
sang). Paris, 1895, p. 40. — MILIAN, *Soc. anat.,* 1902,
p. 604 et 607.

TECHNIQUE DE L'INOSCOPIE

Voici d'abord la formule du liquide nécessaire
(A. Jousset) :

Pepsine en paillettes (titre 50 du Codex)...............................	2 gr.
Glycérine pure........................	
Acide chlorhydrique à 22° B...........	ãã 10 cc.
Fluorure de sodium...................	3 gr.
Eau distillée........................	1 000 cc.

Se conserve bien au moins un mois.

Le liquide ascitique, pleural ou provenant d'une
hydrocèle, recueilli aseptiquement dans un vase
stérilisé ou nettoyé à la potasse, aux acides et lavé
à l'eau courante, est abandonné pendant plusieurs
heures, jusqu'à formation de coagulum ; il est ensuite
filtré sur une compresse bouillie dans l'eau. Le
caillot ou les caillots ainsi recueillis sont lavés à
l'eau distillée et placés dans un flacon de 50 centimètres cubes à large goulot, bouché à l'émeri, renfermant 10 à 30 centimètres cubes du liquide précédent. Étuve à 37° ou 38°. Au bout de trois heures,
la digestion est achevée ; la centrifugation du dépôt
peptoné est ensuite pratiquée. C'est dans le dépôt
que l'on trouvera les bacilles de Koch, s'il en existe.
Pratiquer des frottis avec ce dernier, notamment avec
les filaments cellulosiques produits lors du raclage
de la compresse. Colorer par la méthode de Ziehl

sans pousser trop la décoloration. Chercher les bacilles à l'immersion : leur forme est très variable, mais ils tranchent par leur couleur rouge franc.

Il faut utiliser le plus de l'exsudat pleural ou ascitique qu'il est possible : 4 à 6 litres pour une ascite, 100 à 200 centimètres cubes pour une pleurésie (de même pour une hydrocèle).

Pour le sang, on le recueille au moyen d'une ponction veineuse (30 à 40 centimètres cubes) ou de trois ventouses scarifiées : le sang ou les caillots sont jetés dans 150 ou 200 centimètres cubes d'eau distillée stérilisée. Les caillots sont recueillis comme il a été dit plus haut.

On agirait de même pour le pus des abcès froids.

S'il s'agit d'un liquide incoagulable (certains pus, urine, certaines ascites, liquide céphalo-rachidien), on ajoute à ce liquide 30 à 40 grammes de sérum normal de cheval.

Cette méthode a déjà donné lieu à de vives discussions contradictoires.

A. JOUSSET, *Semaine méd.*, 1903, p. 22, et *Arch. de méd.-expér.*, 1903, p. 289.

TABLE ET PLACEMENT
DES PLANCHES EN COULEUR

TABLE DES MATIÈRES

SECONDE PARTIE

CYTOLOGIE

FIN DE LA TABLE DES MATIÈRES.

10101-03. — Corbeil. Imprimerie Ed. Crété.

MANUEL DU DOCTORAT EN MÉDECINE

Par le Professeur **Paul LEFERT**

Collection nouvelle de 28 volumes in-18, cartonnés.

Prix de chaque volume : 3 fr.

1er *Examen.*

Aide-mémoire d'anatomie à l'amphithéâtre (dissection et technique microscopiques, arthrologie, myologie, angéiologie, névrologie, découvertes anatomiques). 4ᵉ *édition*, 1897. 1 vol. in-18, 304 p. cart........ **3 fr.**

Aide-mémoire d'ostéologie, de splanchnologie et d'embryologie. 4ᵉ *édition*, 1903. 1 vol. in-18, 276 pages, cart.................................... - 3 fr.

2ᵉ *Examen.*

Aide-mémoire d'histologie. 1897. 1 vol. in-18, 314 p. avec 64 fig. cart.. .... 3 fr.

Aide-mémoire de physiologie. 4ᵉ *édition*, 1897. 1 vol in-18. cart.................... .... 3 fr.

Aide-mémoire de physique médicale et biologique. 1894. 1 vol. in-18, 278 p., cart...... .... 3 fr.

Aide-mémoire de chimie médicale. 1893. 1 vol. in-18, 288 p., cart................ .... 3 fr.

3ᵉ *Examen.*

Aide-mémoire de pathologie générale. 2ᵉ *édition*, 1902. 1 vol. in-18, 288 p., cart... ... ...:............ 3 fr.

Aide-mémoire de bactériologie. 1902, 1 vol. in-18, 300 p.. avec fig., cart....... ...." 3 fr.

Aide-mémoire de pathologie interne. 6ᵉ *édition*, 1899, 3 vol. in-18, 900 p., cart. Chaque volume........ 3 fr.

Aide-mémoire de pathologie externe générale. 3ᵉ *édition*, 1903. 1 vol. in-18, 308 p., cart............. 3 fr.

Aide-mémoire de chirurgie des régions. I. *Tête, Rachis, Cou, Poitrine, Abdomen*. 1898. 1 vol. in-18, 299 pages, cart...................... .... 3 fr.

II. *Organes génito-urinaires et Membres*. 1898..1 vol. in-18, 286 p., cart .... 3 fr.

Aide-mémoire de médecine opératoire.1893. 1 vol. in-18, 300 p., cart........................ .... 3 fr.

Aide-mémoire d'anatomie topographique. 1894. 1 vol. in-18, 298 p., cart................................... 3 fr.

Aide-mémoire d'anatomie pathologique, d'histologie pathologique et de technique des autopsies. 3ᵉ *édition*, 1898. 1 vol. in-18, 284 p., cart................ 3 fr.

Aide-mémoire d'accouchements. 2ᵉ *édit.*, 1898. 1 vol. in-18, 286 p., cart ....- 3 fr.

MANUEL DU DOCTORAT EN MÉDECINE

4e *Examen.*

Aide-mémoire de thérapeutique. 1896, 1 vol. in-18, 318 p., cart.. 3 fr.

Aide-mémoire de pharmacologie et de matière médicale. 1894, 1 vol. in-18, 288 p., cart.............. 3 fr.

Aide-mémoire d'histoire naturelle médicale. 1894, 1 vol. in-18, 288 p., cart. .... 3 fr.

Aide-mémoire d'hygiène. 1902, 1 vol. in-18, cart.. 3 fr.

Aide-mémoire de médecine légale. 1902, 1 vol. in-18, cart.. 3 fr.

5e *Examen.*

Aide-mémoire de clinique médicale et de diagnostic. 1892, 1 vol. in-18, 314 p , cart..................... 3 fr.

Aide-mémoire de clinique chirurgicale, *diagnostic, thérapeutique chirurgicale.* 2e édit., 1902, 1 vol. in-18, 312 p., cart................................... 3 fr.

Aide-mémoire de petite chirurgie. 1902, 1 vol. in-18, 300 p., cart...................................... 3 fr.

External des hôpitaux.

Aide-mémoire de médecine hospitalière, *anatomie, pathologie, petite chirurgie.* 1894, 1 vol. in-18, cart. **3 fr.**

Examen de médecin auxiliaire.

Aide-mémoire de l'examen de médecin auxiliaire, programme, commentaire des lois, décrets et règlements, questionnaire. 1896, 1 vol. in-18, 250 p., cart... 3 fr.

Lexique-formulaire des nouveautés médicales, par le professeur Paul LEFERT. 1 vol. in-18 de 336 p., cart. 3 fr.

Ce petit volume renferme des documents disséminés dans un nombre considérable de Traités et de Journaux de médecine, que les Dictionnaires les plus complets, les plus récents, ne renferment pas. Épargner au travailleur des recherches parfois longues et pénibles, secourir la mémoire du praticien, tel est le but de ce *Lexique-formulaire.*

Le lecteur y trouvera l'analyse des travaux, l'exposé des découvertes et des théories les plus récentes en *pathologie générale,* en *anatomie pathologique,* en *clinique* et en *thérapeutique médicale et chirurgicales* ; l'indication des *nouvelles méthodes thérapeutiques,* des *nouveaux médicaments* et des *nouvelles opérations.*

MANUEL DU MÉDECIN PRATICIEN

MANUEL DU MÉDECIN PRATICIEN

La pratique dermatologique et syphiligraphique dans les hôpitaux. 2ᵉ *édit.*, 1902. 1 vol. in-18, 288 p., cart.   3 fr.

Principaux auteurs : BALZER, BESNIER, BROCQ, DARIER, DU CASTEL, FOURNIER, GAUCHER, HALLOPEAU, HUDELO, JACQUET, JULLIEN, MAURIAC, MERKLEN, MOREL-LAVALLÉE, RENAULT, TENNESON, THIBIERGE, etc.

Principaux sujets : *Acné, Blennorrhagie, Chancre, Dermatites, Eczéma, Erysipèle, Favus, Folliculite, Gale, Herpès, Lèpre, Lichen, Lupus, Mycosis fongoïde, Pelade, Phagédénisme, Scarlatine, Sclérodermie, Sycosis, Syphilides, Syphilis, Syphilomes, Teigne tondante, Tuberculoses cutanées, Urticaire, Variole, etc.*

La pratique des maladies des yeux dans les hôpitaux de Paris, 1895. 1 vol. in-18, 324 pages, cartonné.   3 fr.

Principaux auteurs : ABADIE, BROCA, BRUN, CHEVALLEREAU, DUPLAY, GALEZOWSKI, JAVAL, KIRMISSON, LANDOLT, LANNELONGUE, NÉLATON, PANAS, RECLUS, RENDU, SAINT-GERMAIN, TERRIER, TILLAUX, TROUSSEAU, VALUDE, WECKER, etc.

Principaux sujets : *Astigmatisme, Blépharite, Cataracte, Choroïde, Conjonctivite, Décollement, Ectropion, Entropion, Enucléation, Glaucome, Hypermétropie, Iridectomie, Iritis, Kératite, Myopie, Névrites optiques, Ophtalmies, Ophtalmoscopie, Presbytie, Ptosis, Réfraction, Rétinite, Strabisme, Tumeurs oculaires, Zona ophtalmique,* etc.

La pratique des maladies du larynx, du nez et des oreilles 1896. 1 vol. in-18, 288 p., cart......... 3 fr.

Principaux auteurs : BARTH, BROCA, CASTEX, DIEULAFOY, GELLÉ, GÉRARD-MARCHANT, GOUGUENHEIM, LERMOYEZ, LUBET-BARBON, PÉRIER, POYET, QUENU, SCHWARTZ, TILLAUX, VARIOT.

Principaux sujets : *Abcès mastoïdiens, Adénoïdites, Asthme des foins, Bourdonnements d'oreilles, Cancer, Cathétérisme, Coryza, Evistaxis, Laryngites, Laryngotomie, Otites, Otorrhée, Ozène, Polypes, Rhinite, Rhinosclérome, Rhinoscopie, Suppurations mastoïdiennes, Trachéotomie, Tubage, Tuberculose laryngée, Vertige de Menière.*

La pratique des maladies de la bouche et des dents dans les hôpitaux. 1896. 1 vol. in-8, 288 p., cart..   3 fr.

Principaux auteurs : BERGER, BROCA, CHAPUT, DELBET, HARTMANN, KIRMISSON, LANNELONGUE, LE DENTU, LERMOYEZ, MAGITOT, QUENU, RECLUS, SCHWARTZ, TILLAUX, etc.

Principaux sujets : *Amygdalites, Anesthésie, Antisepsie, Bec-de-Lièvre, Cancer de la langue, Carie dentaire, Dents de sagesse, Extraction des dents, Fractures des dents, Gingivite, Greffe dentaire, Grenouillette, Kystes, Muguet, Nécrose phosphorée, Obturation des dents, Ostéopériostite alvéo-dentaire, Palatoplastie, Périodontite, Réimplantation des dents, Stomatites, Uranoplastie.*

MANUEL DU MÉDECIN PRATICIEN

La pratique des maladies des poumons et de l'appareil respiratoire. 1894. 1 vol. in-18, 283 p., cart.... 3 fr.

Principaux auteurs : BARTH, CHAUFFARD, DEBOVE, DIEULAFOY, FAISANS, FERNET, GILBERT, GRANCHER, HANOT, HÉRARD, HUCHARD, HUTINEL, JACCOUD, LANDOUZY, LE GENDRE, MARFAN, NETTER, POTAIN, RENDU, J. SIMON, WIDAL, etc.

Principaux sujets : *Amygdalite, Angines, Asthme, Bronchite, Coqueluche, Coryza, Diphtérie, Dyspnée, Emphysème, Influenza, Laryngite, Phtisie, Pleurésie, Pneumonie, Pneumothorax, Thoracentèse, Toux, Tuberculose,* etc.

La pratique des maladies du cœur et de l'appareil circulatoire. 1895. 1 vol. in-18, 281 p., cart .... 3 fr.

Principaux auteurs : BARIÉ, BUCQUOY, CHAUFFARD, DIEULAFOY, GILBERT, GRANCHER, HANOT, HAYEM, HUCHARD, HUTINEL, JACCOUD, LANCEREAUX, LAVERAN, MATHIEU, PETIT, POTAIN, RENDU, ROBIN, SEVESTRE, J. SIMON, THOINOT, etc.

Principaux sujets : *Anémie, Anévrismes, Angine de poitrine, Aortite, Artério-sclérose, Asystolie, Battements de cœur, Cardiopathies, Chlorose, Cyanose, Embolies, Endocardite, Hémoptysie, Hémorragies, Hémorroïdes, Hydropisie, Hypertrophie, Insuffisances cardiaques, Myocardite, Palpitations, Péricardite, Phlébite, Rétrécissement, Sclérose, Symphyse, Syncope, Tachycardie, Transfusion, Varices,* etc.

La pratique des maladies du système nerveux dans les hôpitaux de Paris. 1894. 1 vol. in-18, 285 p., cart.   3 fr.

Principaux auteurs : BABINSKI, G. BALLET, BOURNEVILLE, CHRISTIAN, DÉJERINE, FALRET, FERÉ, GILLES DE LA TOURETTE, JOFFROY, LUYS, MAGNAN, MARIE, RAYMOND, A. et J. VOISIN.

Principaux sujets : *Abasie, Ataxie locomotrice, Chorée, Contractures, Délire, Eclampsie, Epilepsie, Hypnotisme, Hystérie, Hystéro-traumatisme, Insomnie, Migraine ophtalmique, Myélite, Neurasthénie, Pachyméningite, Paralysie agitante, Polynévrite, Sclérose, Suggestion, Syringomyélie, Tabes, Tétanie, Tics, Transfusion nerveuse, Vertige,* etc.

La pratique des maladies des enfants dans les hôpitaux de Paris. 1 vol. in-18, 285 p. cart............... 3 fr.

Principaux auteurs : BROCA, BRUN, COMBY, DESCROIZILLES, GRANCHER, GUINON, HUTINEL, KIRMISSON, LANNELONGUE, MARFAN, MILLIARD, MOIZARD, SEVESTRE, VARIOT, etc.

Principaux sujets : *Angines, Bronchite, Broncho-pneumonie, Chorée, Convulsions, Coqueluche, Coxalgie, Croissance, Diphtérie, Fièvre typhoïde, Incontinence d'urine, Mal de Pott, Méningite, Ophtalmie purulente, Paralysie, Pleurésie, Pneumonie, Rachitisme, Rougeole, Scarlatine, Scrofule, Stomatites, Vers intestinaux.*

Formulaire des médicaments nouveaux, par H. Bocquillon-Limousin, pharmacien de 1re classe, lauréat de l'Ecole de pharmacie de Paris. Introduction par le Dr Huchard, médecin des hôpitaux. 15e *édition*, 1903. 1 vol. in-18 de 322 pages, cartonné.............. **3 fr.**

Le *Formulaire* de Bocquillon est le plus au courant, celui qui enregistre les nouveautés à mesure qu'elles se produisent.

La 15e édition contient un grand nombre d'articles nouveaux, qui n'ont encore trouvé place dans aucun formulaire.

Citons en particulier : *Adrénaline, Anesthésine, Arrhénal, Chiéline, Cryogénine, Cuprol, Cymol, Dermosapol, Eosolate de calcium, Épiosine, Euguforme, Gasu-basu, Glycéro-arséniate de chaux, Glycosal, Histogénol, Hypnopyrine, Iodophène, Lactanine, Lactate de mercure, Naphtalan, Naphtolate de bismuth B, Purgaline, Pyramidon, Rétinol, Rheumatine, Saloquinine, Sanatol, Sapolan, Schistinol, Ulmarène, Valyl, Vioforme.*

Formulaire des Alcaloïdes et des Glucosides, par H. Bocquillon-Limousin. Introduction par G. Hayem, professeur à la Faculté de médecine de Paris. 2e *édition*, 1 vol. in-18 de 318 pages, avec fig., cart... **3 fr.**

Les alcaloïdes et les glucosides sont des médicaments extrêmement précieux. Ce sont les plus physiologiques, les effets découlant directement des actions qu'ils exercent sur l'organisme. Mais ils peuvent produire à doses très minimes des effets considérables. Il est donc nécessaire de bien connaître leur action physiologique, leur degré de toxicité et leur posologie. L'ouvrage de M. Bocquillon peut rendre de réels services, et est des plus recommandables.

Formulaire de l'Antisepsie et de la Désinfection, par H. Bocquillon-Limousin. 2e *édition*, 1896, 1 vol. in-18 de 338 pages, avec figures, cart................... **3 fr.**

L'emploi des antiseptiques augmente chaque jour. Le pharmacien trouvera dans le *Formulaire de l'antisepsie* de Bocquillon-Limousin, un guide complet, sûr et éclairé pour la préparation de ces innombrables produits ; antiseptiques simples et complexes ; antiseptiques végétaux ; tissus antiseptiques (coton hydrophile et gaze antiseptique); préparations antiseptiques pour inhalations, pulvérisations et injections sous-cutanées ; solutions antiseptiques ; pommades, vaselines, savons et pellicules antiseptiques, etc.

Formulaire d'Hygiène infantile, par le Dr Gillet. 1893, 2 vol. in-18 de 300 pages, cart. Chaque vol..... **3 fr.**

I. *Hygiène de l'enfant à la maison.* — II. *Hygiène de l'enfant à l'école, à la crèche et à l'hôpital.*

Formulaire des médications nouvelles, par le Dr H. GIL-
LET, ancien interne des hôpitaux de Paris, chef du ser-
vice des maladies des enfants à la Polyclinique de Paris. 1896. 1 vol. in-18 de 280 p. avec figures, cart.   3 fr.

On trouvera dans ce nouveau Formulaire toutes les acquisitions nouvelles de la thérapeutique moderne qui n'ont pu encore entrer dans
les traités classiques. C'est ainsi qu'on y trouvera des détails complets
sur l'*Antisepsie interne, générale et locale*, les *Badigeonnages anti-
fébriles*, les *Bains froids*, le *Drap mouillé*, les *Enveloppements froids*,
les *Injections d'extraits organiques* (Séquardine, Suc thyroïdien, Suc
capsulaire, etc.), les *Injections sous-cutanées de sels mercuriels, de
créosote, de sang*, le *Lait stérilisé*, le *Lavage intestinal et stomacal*,
les *Pulvérisations antiseptiques*, la *Sérothérapie* (Sérum antidiphté-
rique, antistreptococcique, anticancéreux, antituberculeux, antisyphi-
litique, etc., le *Stypage*, la *Vaccination antirabique*, etc.

Formulaire des régimes alimentaires, par le Dr H. GIL-
LET. 1896. 1 vol. in-18 de 300 p., cart..........   3 fr.

Hygiène ou thérapeutique, les prescriptions diététiques coudoient
dans les ordonnances médicales les prescriptions pharmaceutiques.
Parfois même, les détails consacrés à l'établissement du régime l'em-
portent de beaucoup en longueur ou en importance sur les formules
médicamenteuses. De ce chef, les différents régimes alimentaires méri-
tent toute l'attention du médecin praticien.
La diététique remplit deux indications capitales.
Elle donne les moyens de réparer les pertes subies par l'organisme
et indique les substances les mieux aptes à remplir ce but :
Elle fait rejeter de l'alimentation les substances nuisibles, dont la
consommation ne servirait qu'à entretenir ou à créer l'état pathologique
qu'on se propose justement de guérir ou de prévenir.
C'est donc presque toujours en partie double que se prescrivent les
régimes, *ce qu'il faut faire, et ce qu'il ne faut pas faire*.

Formulaire des spécialités pharmaceutiques, composition, indications thérapeutiques, mode d'emploi et dosage, par le Dr GAUTIER, ancien interne des hôpitaux,
et F. RENAULT, pharmacien de 1re classe, lauréat de l'Ecole
de pharmacie. 2e *édition*, 1900. 1 vol. in-18 de 298 p.,
cart...   3 fr.

Ce formulaire comprend trois parties.
Dans la première partie sont étudiées, sous le nom des médicaments
usuels, les spécialités répondant à chacun des médicaments; les auteurs donnent la *composition*, les *indications thérapeutiques*, le *mode
d'emploi* et les *doses*.
Dans la deuxième partie, *Mémorial thérapeutique*, ils énumèrent à
propos de chaque maladie les différents médicaments qui peuvent être
les spécialités qui répondent à chaque médication.
Dans la troisième partie, *Mémorial pharmaceutique*, se trouve la
nomenclature des spécialités et de leurs fabricants.

Formulaire hypodermique et opothérapique, par Boisson et Mousnier. 1899, 1 vol. in-18 de 261 pages, avec figures, cart... **3 fr.**

La première partie est consacrée à la technique hypodermique ; la deuxième partie est un formulaire des médicaments hypodermiques ; la troisième, sous le titre de Mémorial hypodermique, passe en revue les diverses maladies justiciables de la pratique hypodermique.

L'ouvrage se termine par un *Formulaire Opothérapique*. C'est une mise au point très exacte de cette nouvelle méthode thérapeutique, qui consiste à utiliser les sucs extraits des glandes ou des parenchymes de provenance animale.

Formulaire du Médecin de campagne, par le Dr Gautier. 1899, 1 vol. in-18, 300 pages, cart.............. **3 fr.**

L'auteur a pensé être utile aux médecins praticiens en réunissant dans ce Formulaire les procédés de traitement les plus simples qu'on puisse mettre en œuvre au moyen des substances usuelles les plus communes. Les médecins trouveront dans ce volume les moyens thérapeutiques applicables, dans les cas les plus fréquents de la pratique courante, en tirant parti des plus minces ressources qui se trouvent à leur portée.

Guide d'Électrothérapie gynécologique, par le Dr Weill. 1900, 1 vol. in-18, 300 pages et fig., cart........ **3 fr.**

Formulaire d'Hydrothérapie, par le Dr Martin. 1900, 1 vol. in-18, 300 pages, cart...................... **3 fr.**

Hydrothérapie froide, Hydrothérapie chaude, Hydrothérapie combinée, Thérapeutique hydrothérapique. Considérations générales sur la cure hydrothérapique. Comment on formule les prescriptions hydrothérapiques. L'hydrothérapie dans les affections chirurgicales et en gynécologie. L'hydrothérapie dans les maladies internes. L'hydrothérapie dans le traitement des maladies infectieuses aiguës.

Formulaire de Thérapeutique infantile et de posologie, par le Dr Fouineau. Introduction par le professeur Hutinel. 1901, 1 vol. in-18 de 260 pages, cart... **3 fr.**

La première partie, consacrée à la Thérapeutique infantile, comprend le traitement symptomatique des principales maladies, le régime, l'hygiène thérapeutique, la prophylaxie. Dans la deuxième, consacrée à la Posologie, on trouvera les doses des médicaments usuels, les antidotes qui leur conviennent, et, ce qui constitue l'originalité de ce Formulaire, des formules suivant les âges. La troisième partie traite des grandes lois de l'hygiène et de la physiologie de l'enfance.

Mémorial thérapeutique, par Daniel. 1902, 1 vol. in-16, 288 pages (format portefeuille), relié........ **3 fr. 50**
Broché.. **2 fr. 50**

www.ingramcontent.com/pod-product-compliance
Ingram Content Group UK Ltd.
Pitfield, Milton Keynes, MK11 3LW, UK
UKHW022334090726
13658UKWH00001B/270